新型冠状病毒肺炎防护手册
——公共卫生视野下的科学防控

主　　审　刘志宏
主　　编　杨惠芳　夏鹤春
副主编　张毓洪　黄　敏　孙　健
　　　　　周永伟　张海峰　赵瑞宁

電子工業出版社
Publishing House of Electronics Industry
北京·BEIJING

未经许可，不得以任何方式复制或抄袭本书之部分或全部内容。
版权所有，侵权必究。

图书在版编目（CIP）数据

新型冠状病毒肺炎防护手册：公共卫生视野下的科学防控/杨惠芳，夏鹤春主编.—北京：电子工业出版社，2020.4
ISBN 978-7-121-38645-9

Ⅰ.①新⋯ Ⅱ.①杨⋯②夏⋯ Ⅲ.①日冕形病毒－病毒病－肺炎－预防（卫生）－手册 Ⅳ.①R563.101-62

中国版本图书馆CIP数据核字（2020）第055060号

责任编辑：王梦华
印　　刷：天津千鹤文化传播有限公司
装　　订：天津千鹤文化传播有限公司
出版发行：电子工业出版社
　　　　　北京市海淀区万寿路173信箱　　邮编：100036
开　　本：787×1092　1/16　　印张：5.5　　字数：92千字
版　　次：2020年4月第1版
印　　次：2020年4月第1次印刷
定　　价：42.00元

凡所购买电子工业出版社图书有缺损问题，请向购买书店调换。若书店售缺，请与本社发行部联系，联系及邮购电话：（010）88254888，88258888。

质量投诉请发邮件至zlts@phei.com.cn，盗版侵权举报请发邮件到dbqq@phei.com.cn。

本书咨询联系方式：QQ 375096420。

编者名单

主　　审　刘志宏
主　　编　杨惠芳　夏鹤春
副 主 编　张毓洪　黄　敏　孙　健
　　　　　周永伟　张海峰　赵瑞宁
编　　者　（以姓氏拼音为序）
　　　　　柴　茹　常志鹏　段思宇
　　　　　关素珍　郭　琛　郭　新
　　　　　韩　炜　黄　敏　纪文武
　　　　　李宏辉　李江平　李晓玉
　　　　　刘志宏　马利亚　乔　慧
　　　　　孙　健　王丹丹　王恒泉
　　　　　蔚景霖　夏鹤春　谢永鑫
　　　　　杨惠芳　杨建军　禹　虎
　　　　　张　娜　张海峰　张毓洪
　　　　　赵　吉　赵瑞宁　周　健
　　　　　周永伟
编写秘书　孙　健

前 言 Foreword

面对新型冠状病毒肺炎疫情,广大医务人员迎难而上,舍小家,为大家,义无反顾地站在了防控疫情的第一线。国家主席习近平强调,医务人员是战胜疫情的中坚力量,务必高度重视对他们的保护、关心、爱护,从各个方面提供支持保障,使他们始终保持强大战斗力、昂扬斗志、旺盛精力,持续健康地投入战胜疫情的斗争中。

新型冠状病毒肺炎疫情发生在寒假期间,很多大学生乘坐飞机、火车、汽车等公共交通工具返回家乡,而开学在即,这些大学生又面临着返校。大学生是社会上最活跃的群体之一,无论是在家还是返校,这个群体对疫情防控来说都是举足轻重的。

为了进一步使相关群体包括大学生掌握防控新型冠状病毒肺炎的知识和技能,提高对新型冠状病毒肺炎疫情的正确认识,采取科学的应对措施,教育引导广大学生增强自我防护意识,提高自我防护能力,做好个人健康管理,推广健康生活方式,增强社会责任感,与全社会一道共渡难关、战胜疫情,基于当前对新型冠状病毒肺炎的认识和防控策略,宁夏医科大学公共卫生与管理学院及宁夏医科大学总医院对疫情防控相关政策、法律法规、信息和知识进行梳理，从公共卫生的角度出发编写了本书，供广大医务人员和大学生参考使用。

  本书分为新型冠状病毒肺炎基本知识、预防与控制、疫情防控相关法律法规知识问答和疫情期心理健康防护指南四个章节，内容涉及新型冠状病毒及其特点、新型冠状病毒肺炎的流行过程、传染源、传播途径、临床表现、人群易感性、诊断、防控策略和措施，寒假后返校大学生及医务人员的防控指南等内容。同时，编者针对社会关心的热点话题，汇总整理了新型冠状病毒肺炎疫情防控工作中的法律法规，以问答的形式对此次疫情中政府、企事业单位及个人的权利、责任和义务进行解读。另外，编者从心理学的角度对此次疫情影响下重点人群常见的心理应激反应进行科学分析，并给出各种应激状态下心理应对的方法及心理危机干预措施，重点针对医务人员和大学生提供具体可行的心理调适方法，使他们在积极应对疫情的同时，关注自己的身体和心理健康问题。

  随着对疾病研究的深入和疫情形势的变化，一些信息和措施可能会进一步更新，请各位读者及时关注权威机构发布的相关信息。

目 录 Contents

第一章　新型冠状病毒肺炎基本知识 ······ 1
　　第一节　新型冠状病毒及其特点 ······ 1
　　第二节　新型冠状病毒肺炎的流行过程 ······ 2
　　第三节　新型冠状病毒肺炎的传播途径 ······ 4
　　第四节　新型冠状病毒肺炎的临床表现 ······ 7
　　第五节　新型冠状病毒肺炎的人群易感性 ······ 8
　　第六节　新型冠状病毒肺炎的诊断 ······ 9

第二章　新型冠状病毒肺炎的预防与控制 ······ 14
　　第一节　防控策略与措施 ······ 14
　　第二节　口罩及消毒剂的选择与使用 ······ 20
　　第三节　医务人员职业防控指南 ······ 23
　　第四节　寒假后返校大学生的防控指南 ······ 37

第三章　新型冠状病毒肺炎疫情防控相关法律法规知识问答 ······ 48

第四章　新型冠状病毒肺炎疫情期心理健康防护指南 ······ 61
　　第一节　疫情下的心理应激问题 ······ 61
　　第二节　疫情下医护人员常见的心理问题及防护 ······ 65
　　第三节　大学生常见的心理问题及防护 ······ 69

参考文献 ······ 74

附　宁夏回族自治区相关心理援助资源 ······ 78

第一章

新型冠状病毒肺炎基本知识

第一节 新型冠状病毒及其特点

冠状病毒（Coronavirus）是自然界广泛存在的一类病毒，因其在电镜下观察形态显示为王冠样而得名。冠状病毒仅感染脊椎动物，主要引起人和动物呼吸道、消化道以及神经系统类疾病。

2003年我国暴发的严重急性呼吸综合征即由冠状病毒引起。在起初未探明病毒组成的情况下，人们将其命名为非典型肺部炎症，后将其正式命名为严重急性呼吸综合征（Severe Acute Respiratory Syndrome，SARS）。SARS是一种由SARS冠状病毒引起的急性呼吸道传染病，主要传播方式为近距离飞沫传播或接触患者呼吸道分泌物，临床主要表现为肺炎，在家庭和医院有显著的聚集现象。SARS病毒为有包膜冠状病毒，直径多为60~120nm，包膜上有形状各异的突起，较易与细胞器混淆。经过我国公共卫生人员、临床医生以及全国人民的共同努力奋战，2003年8月SARS疫情基本被消灭。

2019年末暴发于武汉的新型冠状病毒肺炎疫情，致病元凶同属冠状病毒科。有学者对其基因序列进行检测，结果显示与SARS病毒基因序列的一致性为82%，属于未知病毒，故称其为新型冠状病毒。2020年2月11日，世界卫生组织（World Health Organization，WHO）总干事谭德塞在瑞士日内瓦宣布，将新型冠状病毒感染导致的肺炎命名为"COVID-19（Corona Virus Disease 2019）。与此同时，国际病毒分类委员会声明，将新型冠状病毒命名为"SARS-CoV-2"（Severe Acute Respiratory Syndrome Coronavirus 2）。我国学者将其导致的肺炎命名为新型冠状病毒肺炎（Novel Coronavirus Pneumonia，NCP），简称新冠肺炎。目前对于该病毒的特征处于研究阶段，研究显示该病毒与蝙蝠SARS样冠状病毒同源性达85%以上；该病毒对紫外线和热敏感，56℃、30min即可将其灭活，同时乙醚、75%乙醇、含氯消毒剂、过氧乙酸和氯仿等脂溶剂均可对其有效灭活，氯已定不能有效灭活。因武汉疫情的暴发，国家卫生健康委员会（卫健委）已将其纳入乙类传染病进行管控。经呼吸道飞沫和密切接触传播是新冠肺炎主要的传播途径，在相对封闭的环境长时间暴露于高浓度气溶胶情况下中，也存在经气溶胶传播的可能。各个年龄段的人均可能被感染，儿童感染率相对较低，老年人和体弱多病者似乎更易被感染。

第二节 新型冠状病毒肺炎的流行过程

冠状病毒为不分节段的单股正链RNA病毒，根据血清型和基因组特点，冠状病毒亚科被分为α、β、γ和δ四个属，病毒包膜上有向四周伸出的突起。本次引发疫情的冠状病毒发生抗原性变异产生了新型冠状病毒，人群缺乏对变异病毒株的免疫力，因此引起了新型冠状病毒肺炎的流行。

一、流行过程的基本条件

（一）传染源

新型冠状病毒患者是最主要的传染源。现有临床和流行病资料表明，病毒可以在人与人之间传染。当人体被病毒感染后，就可能具有传染性。无症状感染者也可能成为传染源。基于目前的流行病学调查，新冠肺炎的潜伏期为1~14天，多为3~14天。在潜伏期内，也可能具有传染性，这预示着如果我们与患者或者疑似患者有接触史，就必须保持一定时期的隔离。

（二）传播途径

经呼吸道飞沫和密切接触传播是新冠病毒主要的传播途径。在相对封闭的环境中长时间暴露于高浓度气溶胶的情况下，也存在经气溶胶传播的可能。由于在粪便及尿中可分离到新冠病毒，应注意粪便及尿对环境污染造成气溶胶或接触传播。

呼吸道飞沫传播，即通过与患者近距离接触，吸入患者咳出的含有病毒颗粒的飞沫，是新型冠状病毒经空气传播的主要方式。这种传播方式在有共同接触经历的条件下特别容易实现，如家庭生活密切接触、共同乘坐交通工具、医疗机构就诊等最为常见。

密切接触传播是通过直接或间接接触患者的分泌物、体液、排泄物，以及其他被污染的物品，与患者共同工作、生活、治疗或探视患者等，病原体经口、鼻、眼黏膜侵入机体而实现的传播。

（三）人群易感性

人群普遍易感。但是否感染主要取决于接触机会。同样的接触机会下，老年人及有基础疾病者感染概率更大，感染后病情较重。流行病学资料显示，儿童感染率低可能与其暴露机会较少有关。初步资料显示死亡病例多为合并基础疾病的老年人。

二、影响流行过程的因素

（一）自然因素

自然环境中的各种因素，包括地理、气象和生态等对疾病流行过程的发生和发展都有重要影响。根据目前已知的新型冠状病毒的传播途径，空气流通不畅以及迫使人们室内聚集的环境条件，有利于病毒传播。根据以往冠状病毒的资料推测，新型冠状病毒的流行，是否与气象条件、季节性、生态等有关，尚需进一步观察。

（二）社会因素

社会因素包括社会制度、经济状况、生活水平和文化水平等，对疾病流行过程有决定性的影响。

人口密度高、流动性大、卫生条件和卫生习惯差，均有利于疾病传播。人口集中、交通便利、医疗资源丰富的大城市，常因患者就诊相对集中，容易造成呼吸道传染病的暴发和流行。医院内感染的预防控制措施不力、医疗防护资源匮乏、医护人员的个人卫生意识不强和防护措施不当等，较易发生医院内传播。

新型冠状病毒感染人数在短时间内迅速攀升，说明便利的交通条件对于疾病的扩大至关重要。然而，在明确疾病的传播途径后，通过各种手段切断传播途径在疾病控制中起着至关重要的作用。

面对如此巨大的公共卫生灾难，我国充分展现了中国力量、中国速度，更体现了中国特色社会主义制度的优越性。但是，我们也深刻认识到，我国公共卫生体系仍面临较大短板。有业内人士认为，这次疫情使我们深刻反思，国家应该大力加强公共卫生和传染病防治领域供给侧的全面改革，解决该领域方向性、系统性、基础性问题，让该领域成为推动中国社会与经济发展的重要引擎。

疫情防控需要耗费大量的人力、物力、财力。受疫情影响的人民日常生活能维持基本正常，这与我国近年来经济发展良好、人民生活水平升高有关。随着我国经济发展，跨区域的经济活动越来越密切，加之此次疫情的发生正值春运、春节期间，存在大规模的人口流动，为疫情防控带来很多困难，因此探索一条行之有效的防控措施也是摆在我们面前的巨大挑战。

此外，我们也要从这次疫情中总结经验教训，发现不足，补齐短板。例如加强普通民众对疾病的认知，在一定程度上可以有效预防疫情的进一步扩散，减轻防护工作人员的压力，减少不必要的死亡和财力浪费，稳定社会，减少心理恐慌。在政府和社会各界以及媒体的正确引导下，提高人们对疫情的认识，不信谣、不传谣，更好地防控疫情。

第三节　新型冠状病毒肺炎的传播途径

新型冠状病毒的主要传播途径是呼吸道飞沫传播、密切接触传播，包括：①吸入患者或病毒携带者咳嗽或打喷嚏时喷出的呼吸道飞沫；②眼结膜、鼻黏膜等处沾染患者或病毒携带者的痰液、血液、呕吐物、体液、分泌物等；③手部沾染患者或病毒携带者的痰液、血液、呕吐物、体液、分泌物等，或触摸被这些分泌物污染的物品、器具后，再用手直接接触口、眼、鼻等。

除了上述主要的传播途径，在相对封闭的环境中长时间暴露于高浓度气溶胶的情况下，也存在经气溶胶传播的可能。由于在粪便及尿中可分离到新型冠状病毒，应注意粪便及尿对环境污染造成气溶胶或接触传播。

一、呼吸道飞沫传播

呼吸道飞沫（Droplets）传播，即通过与患者近距离接触，吸入患者咳出的含有病毒颗粒的飞沫，是新型冠状病毒经空气传播的主要方式，也是传播最重要的途径，这种传播方式与SARS病毒的传播非常相似。这种传播方式在有共同接触经历的条件下特别容易实现，如家庭生活密切接触、共同乘坐交通工具、医疗机构就诊等。聚集性群体、家庭生活密切接触等通过该途径感染的可能比较大。新型冠状病毒的传播尚无进一步资料，但一般认为，近距离接触大颗粒尤其是直径 <10μm 且 >5μm 的飞沫在 SARS 的快速传播中起到重要作用。由于新型冠状病毒的感染症状与流感或普通感冒非常接近，因此在早期容易被临床医生疏忽，参与诊治或抢救的医务人员可能在与患者近距离的密切接触中直接吸入患者排出的飞沫而感染。为此，切断近距离飞沫传播在新型冠状病毒的防控中可能起到重要作用。加强防护面罩、口罩、隔离衣等各种防护措施的使用，将极大降低呼吸道飞沫传播的风险。

二、密切接触传播

密切接触传播是通过直接或间接接触患者的分泌物或体液、排泄物以及其他被污染的物品，与患者共同工作、生活、治疗或探视患者等，病原体经口、鼻、眼黏膜侵入机体而实现的传播。SARS 流行期间，密切接触传播是 SARS 的另一种重要传播途径，新型冠状病毒是否也存在这种传播途径尚需进一步资料证实。不过目前的资料已经证实生活、工作或诊治时密切接触可以造成传播。

三、气溶胶传播

气溶胶传播是病毒经空气传播的另一种方式。SARS 流行期间，这种方式被高度怀疑为严重流行疫区的医院和个别社区暴发的传播途径之一；其流行病学意义在于，易感者在未与 SARS 患者见面的情况下，有可能因为吸入了悬浮在空气中含有 SARS 病毒的气溶胶所感染。虽然对 SARS 病例资料进行的流行病学模型分析结果显示不支持该病通过气溶胶传播，而支持该病通过飞沫传播，因此 WHO 认为 SARS 病毒通过气溶胶传播的可能性很小。但是，新型冠状病毒的传播速度如此之快，是否跟气溶胶传播有关尚需进一步资料证实。

2020年3月初，国家卫健委发布了《新型冠状病毒肺炎诊疗方案（试行第七版）》，在"传播途径"部分提到"在相对封闭的环境中长时间暴露于高浓度气溶胶情况下存在经气溶胶传播的可能"。

四、其他可能的传播途径

SARS流行期间，某些地区SARS暴发流行不能排除经通过消化道传播的可能性，但缺乏直接的证据。不过，最近有报道新型冠状病毒感染后存在消化道症状，但是是否可以经过消化道传播尚不得而知，需要进一步流行病学资料支持验证。目前有资料证实患者治愈后粪便中能检测出新型冠状病毒RNA，这一点与SARS病毒非常相似，但是此时该病毒是否有传染性尚不得而知。不过，加强消化道途径的控制可以降低其传播的风险。

目前，尚未发现经血液传播、性传播、垂直传播以及邮寄物品传播的病例和证据，也无证据表明苍蝇、蚊子、蟑螂等节肢动物可以传播新型冠状病毒。

五、环境因素

传染病的流行受病原体、宿主和环境三方面因素的影响，而环境是病毒传播的主要媒介和途径。包括此次新型冠状病毒在内的病毒都来自自然环境，其产生、存活、传播、扩散都需要借助于各种环境介质。

历史经验告诉我们：气候变化、极端气候和季节性变化是病毒传播和暴发的主要诱因之一。在过去的50年里，环境变化通过影响病媒和宿主的免疫反应从而改变了呼吸道感染的发病率和严重程度，甚至可能改变病毒的栖息地，促使传染病传播到新的地区和新的宿主。

从疫情发生来看，与SARS一样，新型冠状病毒肺炎发生在冬春季。已有研究表明，此类病毒对紫外线敏感，喜湿，耐冷不耐热，在56℃条件下30分钟即可灭活，气温是重要的影响因素之一。从病毒的传播来看，光照、空气温度、湿度、颗粒物浓度、颗粒物组成等因素对于病毒的承载能力、传播速度、传播距离、存活时间等都有显著影响。研究表明，在2003年SARS病毒的传播过程中，气温较低时SARS每日发病率增加的风险比气温较高时高出18.18倍。此外，环境对人体自身免疫力也有明显影响。冬春季节气温低、空气干燥，遭受病毒攻击后，人体（特别是老人和儿童等敏感人群）的健康损害更为突出。

环境因素不仅与病毒传播息息相关，也在传染病流行的发生发展和次生风险应对中发挥着重要的作用。因此，加强环境保护，重视生态环境，对于打好国家疫情防控阻击战具有重要作用。

第四节　新型冠状病毒肺炎的临床表现

一、临床症状

基于目前的流行病学调查，新型冠状病毒肺炎潜伏期一般为3~7天，最长不超过14天。

新型冠状病毒感染的一般症状有发热、干咳、乏力等，少数患者伴有鼻塞、流涕、咽痛、肌痛和腹泻等症状。重症患者多在发病1周后出现呼吸困难和（或）低氧血症，严重者可快速进展为急性呼吸窘迫综合征、脓毒症休克、难以纠正的代谢性酸中毒和出凝血功能障碍及多器官功能衰竭等。值得注意的是，重型、危重型患者病程中可为中低热，甚至无明显发热。轻型患者仅表现为低热、轻微乏力等，而无肺炎的相关表现。从目前收治的病例情况看，多数患者预后良好，少数患者病情危重。老年人和有慢性基础疾病者预后较差。患有新型冠状病毒肺炎的孕产妇临床过程与同龄患者相近。部分儿童及新生儿病例症状可不典型，表现为呕吐、腹泻等消化道症状或仅表现为精神差、呼吸急促。

除了以上症状，还有可能出现发病症状"不典型"。例如，以消化系统症状为首发表现：如轻度食欲缺乏、乏力、恶心、呕吐、腹泻等；以神经系统症状为首发表现：如头痛、精神差等；以心血管系统症状为首发表现：如心慌、胸闷等；以眼科症状为首发表现：如结膜炎；还有患者仅有四肢或腰背部肌肉轻度酸痛。

二、实验室检查

（一）一般检查

发病早期外周血白细胞总数正常或减少，可见淋巴细胞计数减少，部分患者可出现肝酶、乳酸脱氢酶（LDH）、肌酶和肌红蛋白增高；部分重型、危重型患者可见肌钙蛋白增高。多数患者C反应蛋白（CRP）和血沉升高，降钙素原正常。重型、危重型患者可见D-二聚体升高，外周血淋巴细胞计数进行性减少。重型、危重型患者常有炎症因子升高。

（二）病原学及血清学检查

1. 病原学检查

用RT-PCR或（和）高通量测序技术（NGS）方法在鼻咽拭子，痰和其他下呼吸道分泌物、血液、粪便等标本中可检测出新型冠状病毒核酸。检测下呼吸道标本（痰或气道抽取物）更加准确。标本采集后应尽快送检。

2. 血清学检查

新型冠状病毒特异性IgM抗体多在发病3~5天后开始出现阳性，IgG抗体滴度恢复期较急性期有4倍及以上增高。

三、胸部影像学检查

患者胸部CT早期呈现多发小斑片影及间质改变，以肺外带明显。进而发展为双肺多发磨玻璃影、浸润影。严重者可出现肺实变。胸腔积液少见。

第五节　新型冠状病毒肺炎的人群易感性

人群普遍对新型冠状病毒易感，但是否感染主要取决于接触机会。现有病例资料显示，60或65岁以上老年人是最危险的人群。老年人及有基础疾病者感染后病情较重，初步资料显示病死者多为合并基础疾病的老年人。儿童病例逐步出现，需要重点保护。免疫力低下、抵抗力较差的人群和密切接触者感染概率较大。密切接触者指与新型冠状病毒肺炎疑似病例、确诊病例和轻症病例发病后，无症状感染者检测阳性后，有如下接触情形之一，但未采取有效防护措施者：共同居住、学习、工作，或其他有密切接触的人员，如近距离工作或共同使用同一教室或在同一所房屋中生活；诊疗、护理、探视患者的医护人员、家属或其他有类似近距离接触的人员，如到密闭环境中探视患者或停留，同病室的其他患者及其陪护人员；乘坐统一交通工具并有近距离接触人员，包括在交通工具上照料护理人员、同行人员（家人、同事、朋友等），或经调查评估后发现有可能近距离接触病例（疑似病例、确诊病例）和感染者（轻症病例、无症状感染者）的其他乘客和乘务人员；现场调查人员经调查后经评估认为符合其他与密切接触者接触的人员。

SARS 流行期间，人群普遍易感，但儿童感染率较低，原因尚不清楚。本次新型冠状病毒儿童感染率较低，以致有的专家曾做出结论认为儿童不易感染。但最新的流行病学资料显示，儿童也是新型冠状病毒的易感人群，儿童感染率低可能与其暴露概率较低有关。

SARS 症状期患者的密切接触者是 SARS 的高危人群，而与新型冠状病毒感染的有或无症状人员接触者也是感染的新型冠状病毒的高危人群。医护人员和患者家属与亲友在治疗、护理、陪护、探望患者时，同患者近距离接触次数多，接触时间长，如果防护措施不力，很容易感染新型冠状病毒。

感染 SARS 病毒后，已证实可以产生体液免疫，已有观察到发病 6 个月时血清抗 SARS-CoV IgG 仍呈强阳性的报道。对于感染新型冠状病毒的患者，其产生体液免疫的时间、持续时间、是否对机体有保护作用以及流行病学意义均有待深入研究。急性期新冠肺炎患者表现为某些细胞因子水平升高，如 IL-1B、IL-1RA、IL-7、IL-8、IL-9、IL-10、b-FGF、GCSF、GMCSF、IFN-γ、IP10、MCP1、MIP1A、MIP1B、PDGF、TNF-α 和 VEGF 等。而另外一些细胞因子如 IL-5、IL-12p70、IL-15、Eotaxin 和 RANTES 等的水平却无明显改变。当然，这些改变的细胞因子可能与病情发展相关。这一点，与 SARS 病毒感染不同，SARS 病毒感染可造成严重的细胞免疫功能低下。

第六节　新型冠状病毒肺炎的诊断

疫情发生后，国家卫健委组织相关专家制定了《新型冠状病毒感染的肺炎诊疗方案》试行、试行第二版、试行第三版、试行第四版、试行第五版，后更名为《新型冠状病毒肺炎诊疗方案》，发布了试行第六版和试行第七版。诊疗方案的不断更新，是基于对疾病认识的不断深入，以及根据医务人员临床经验的不断积累做出的调整。每一版本的更新对新冠肺炎的诊断都更加准确，其中变化较大的是试行第四版相对试行第三版明确了诊断标准和临床分型。2010年2月5日，国家卫健委发布了《新型冠状病毒肺炎诊疗方案（试行第五版）》，与试行第四版相比，将病例诊断分为湖北省以外其他省份和湖北省，其流行病学的特点更加清晰，对临床表现的描述更加详细，在病例的临床分型中更加精细。在湖北省内的诊断标准中，"疑似病例"和"确诊病例"之间首次出现了"临床诊断病例"的说法，要求只要是具有肺炎影像学特征的疑似病例均可视为"临床诊断病例"。2020年2月19日，国家卫健委发布《新型冠状病毒肺炎诊疗方案（试行第六版）》及解读，第六版诊断标准取消了湖北省与湖北省以外其他省份的区别。统一分为"疑似病例"和"确诊病例"两类。

2020年3月3日国家卫健委发布了《新型冠状病毒肺炎诊疗方案（试行第七版）》及解读。国家卫健委表示，为进一步做好新冠肺炎病例诊断和医疗救治工作，组织专家在对前期医疗救治工作进行分析、研判、总结的基础上，对诊疗方案进行修订，形成了《新型冠状病毒肺炎诊疗方案（试行第七版）》。

现以《新型冠状病毒肺炎诊疗方案（试行第七版）》对新冠肺炎的诊断标准进行详细介绍。

一、疑似病例

疑似病例的确定应结合下述流行病学史和临床表现综合分析。

1. 流行病学史

（1）发病前14天内有武汉市及周边地区，或其他有病例报告社区的旅行史或居住史。

（2）发病前14天内与新型冠状病毒感染者（核酸检测阳性者）有接触史。

（3）发病前14天内曾接触过来自武汉市及周边地区，或来自有病例报告社区的发热或有呼吸道症状的患者。

（4）聚集性发病［2周内在小范围如家庭、办公室、学校班级等场所，出现2例及以上发热和（或）呼吸道症状的病例］。

2. 临床表现

（1）发热和（或）呼吸道症状。

（2）具有新型冠状病毒感染的肺炎影像学特征。

（3）发病早期白细胞总数正常或降低，或淋巴细胞计数正常或减少。

有流行病学史中的任何一条，且符合临床表现中的任意2条。无明确流行病学史的，符合临床表现中的 3 条。

二、确诊病例

疑似病例同时具备以下病原学或血清学证据之一者，即为确诊病例。

1. 实时荧光 RT-PCR 检测新型冠状病毒核酸阳性。
2. 病毒基因测序，与已知的新型冠状病毒高度同源。
3. 血清新型冠状病毒特异性 IgM 抗体和 IgG 抗体阳性；血清新型冠状病毒特异性 IgG 抗体由阴性转为阳性或恢复期较急性期 4 倍及以上升高。

三、临床分型

（一）轻型

临床症状轻微，影像学未见肺炎表现。

（二）普通型

具有发热、呼吸道等症状，影像学可见肺炎表现。

（三）重型

成人符合下列任何一条：

1. 出现气促，呼吸 ≥ 30 次/分。
2. 静息状态下，指氧饱和度 ≤ 93%。
3. 动脉血氧分压（PaO_2）/吸氧浓度（FiO_2）≤ 300mmHg（1mmHg=0.133kPa）。

高海拔（海拔超过 1000 米）地区应根据以下公式对 PaO_2/FiO_2 进行校正：$PaO_2/FiO_2 \times$ [大气压（mmHg）/760]。

肺部影像学显示 24~48 小时内病灶明显进展 > 50% 者按重型管理。

儿童符合下列任何一条：

1. 出现气促（<2 月龄，呼吸 ≥ 60 次/分；2~12 月龄，呼吸 ≥ 50 次/分；1~5 岁，呼吸 ≥ 40 次/分；> 5 岁，呼吸 ≥ 30 次/分），除外发热和哭闹的影响。
2. 静息状态下，指氧饱和度 ≤ 92%。
3. 辅助呼吸（呻吟、鼻翼扇动、三凹征），发绀，间歇性呼吸暂停。
4. 出现嗜睡、惊厥。
5. 拒食或喂养困难，有脱水征。

（四）危重型

符合以下情况之一者：

1. 出现呼吸衰竭，且需要机械通气。

2. 出现休克。

3. 合并其他器官功能衰竭需 ICU 监护治疗。

四、重型、危重型临床预警指标

（一）成人

1. 外周血淋巴细胞进行性下降。

2. 外周血炎症因子如 IL-6、C 反应蛋白进行性上升。

3. 乳酸进行性升高。

4. 肺内病变在短期内迅速进展。

（二）儿童

1. 呼吸频率增快。

2. 精神反应差、嗜睡。

3. 乳酸进行性升高。

4. 影像学显示双侧或多肺叶浸润、胸腔积液或短期内病变快速进展。

5. 3 月龄以下的婴儿或有基础疾病（先天性心脏病、支气管肺发育不良、呼吸道畸形、异常血红蛋白、重度营养不良等），有免疫缺陷或低下（长期使用免疫抑制剂）。

五、鉴别诊断

1. 新型冠状病毒感染轻型表现需与其他病毒引起的上呼吸道感染相鉴别。

2. 新型冠状病毒肺炎主要与流感病毒、腺病毒、呼吸道合胞病毒等其他已知病毒性肺炎及肺炎支原体感染鉴别，尤其是对疑似病例要尽可能采取包括快速抗原检测和多重 PCR 核酸检测等方法，对常见呼吸道病原体进行检测。

3. 还要与非感染性疾病，如血管炎、皮肌炎和机化性肺炎等鉴别。

六、病例的发现与报告

各级各类医疗机构的医务人员发现符合病例定义的疑似病例后，应当立即进行单人间隔离治疗,院内专家会诊或主诊医师会诊,仍考虑疑似病例,在 2 小时内进行网络直报,并采集标本进行新型冠状病毒核酸检测,同时在确保转运安全前提下立即将疑似病例转运至定点医院。与新型冠状病毒感染者有密切接触的患者,即便常见呼吸道病原检测阳性,也建议及时进行新型冠状病毒病原学检测。

疑似病例连续两次新型冠状病毒核酸检测阴性(采样时间至少间隔 24 小时)且发病 7 天后新型冠状病毒特异性抗体 IgM 和 IgG 仍为阴性可排除疑似病例诊断。

从公共卫生角度来看,每一版诊疗方案的调整都是为了更积极地发现潜在传染源和病例,并有效隔离和治疗,进一步降低该病的传播和病死率。但是,这样的调整也可能带来一些问题。例如,一些非新型冠状病毒肺炎病例也有可能会被纳入"疑似病例",疑似病例可能会大幅增加。同时,新版诊疗方案对医院感染管理提出了更高要求,有条件者可对有流行病学史的入院患者先进行核酸检测,对及时确定诊断具有积极意义。

第二章

新型冠状病毒肺炎的预防与控制

第一节　防控策略与措施

一、控制传染源

（一）患者的管理

1. 早发现、早报告

（1）病例发现：各级各类医疗机构应当提高对新冠肺炎病例的诊断和报告意识，对不明原因发热、干咳等呼吸道症状或腹泻等消化道症状的患者，结合其流行病学史，及时组织院内专家会诊或主诊医师会诊，并采集标本进行病原学检测。基层相关组织或用工单位对近14天内有武汉市及周边地区，或境内有病例报告的社区，或境外疫情严重国家或地区的旅行史或居住史的人员，做好健康监测；对于出现发热、干咳等呼吸道症状或腹泻等消化道症状者，作为重点风险人群进行筛查，由专业机构采样检测。利用全国不明原因肺炎监测、流感样病例监测和住院严重急性呼吸道感染病例监测等现有监测网络，强化病原学监测。加强口岸卫生检疫，严格实施口岸体温监测和医学巡查，对出现发热、干咳等呼吸道症状或腹泻等消化道症状的人员加强流行病学调查和医学排查，按要求采样检测。对密切接触者做好健康监测，对于出现发热、干咳等呼吸道症状或腹泻等消化道症状者，及时转运至定点医疗机构，并采样检测。

（2）病例报告：各级各类医疗卫生机构发现疑似病例、确诊病例、无症状感染者时，应当于2小时内进行网络直报。疾控机构在接到报告后应当立即调查核实，于2小时内通过网络直报系统完成报告信息的三级确认审核。不具备网络直报条件的医疗机构，应当立即向当地县（区）级疾控机构报告，并于2小时内将填写完成的传染病报告卡寄出；县（区）级疾控机构在接到报告后，应当立即进行网络直报，并做好后续信息的订正。负责病例网络直报的医疗机构或疾控机构，应当按照《新型冠状病毒肺炎防控方案（第六版）》要求，根据实验室检测结果、病情进展及时对病例分类、临床严重程度等信息进行订正。

（3）突发事件的发现与报告：各县（区）发现首例新型冠状病毒肺炎确诊病例，以及符合《新型冠状病毒肺炎防控方案（第六版）》中聚集性疫情，辖区疾控中心应当在2小时内通过突发公共卫生事件报告管理信息系统进行网络直报，事件严重级别可先选择"未分级"。卫生健康行政部门根据事件调查及后续进展，依据风险评估结果对事件定级后，可对事件级别进行相应调整。

2. 早隔离、早治疗

疑似病例和确诊病例应当在定点医院隔离治疗。疑似病例单人单间隔离治疗，连续两次新型冠状病毒核酸检测阴性（采样时间至少间隔24小时），且发病7天后新型冠状病毒特异性IgM和IgG抗体仍为阴性，可排除疑似病例诊断。病例符合出院标准，出院后建议继续进行14天的隔离管理和健康状况监测。鼓励有条件的省份加强出院病例随访和呼吸道标本样本检测，检测阳性者需集中隔离医学观察，并将相关信息报送中国疾病预防控制中心（简称中国疾控中心）。无症状感染者应集中隔离14天，原则上两次连续标本核酸检测阴性者（采样时间至少间隔24小时）可解除隔离。各级各类医疗机构对诊断的疑似病例要及时转运至定点医院。定点医院应当做好医疗救治所需的人员、药品、设施、设备、防护用品等准备工作，按照最新版新冠肺炎诊疗方案进行规范救治，做到应隔尽隔、应收尽收、应检尽检、应治尽治，提高收治率和治愈率，降低感染率和病亡率。

（二）密切接触者管理

对密切接触者实行集中隔离医学观察。不具备条件的地区可采取居家隔离医学观察，每日至少进行两次体温测定，并询问是否出现发热、干咳等呼吸道症状或腹泻等消化道症状。密切接触者医学观察期为与病例或无症状感染者末次接触后14天。疑似病例排除后，其密切接触者可解除医学观察。具体要求按照中国疾控中心制定的《新型冠状病毒肺炎病例密切接触者调查与管理指南（试行版）》执行。

（三）动物传染源（宿主）的管理

要加强对动物宿主的监测研究，一旦发现可疑动物宿主或者贩卖野生动物，应立即向当地政府主管部门报告，以采取相应的管理措施，避免或减少人群与其接触的机会。

二、切断传播途径

（一）加强院内感染控制

选择符合条件的医院和病房收治新型冠状病毒肺炎患者是避免医院内感染的前提。新型冠状病毒肺炎流行期间，应设立新型冠状病毒肺炎定点医院和发热门诊。定点医院和发热门诊应符合规范要求，配备必要的防护、消毒设施和用品，并有明显的标志。要开辟专门病区、病房及电梯、通道，专门用于收治新型冠状病毒肺炎患者。

确定适宜收治新型冠状病毒肺炎患者的医院和病房十分重要，可选择合格的专科（传染病、肺科）医院、经过改造的综合医院作为定点收治医院。病房应设在严格管理的独立病区；应注意划分清洁区、半污染区、污染区；病房通风条件要好，尤其是冬季要定时开窗换气，最好设有卫生间；医护人员办公室与病区应相对独立，以尽量减少医护人员与新型冠状病毒肺炎患者不必要的接触，或避免医护人员长时间暴露于被新型冠状病毒污染的环境中。发热门诊应在指定的医院设立，门诊内的治疗区应有独立的诊室、临床检验室、X线检查室和治疗室，并保持通风良好；医护人员、患者都必须戴口罩；还应设立观察室，以临时观察可疑患者，并做到一人一间。

建立、健全院内感染管理组织，制定医院内预防新型冠状病毒肺炎的管理制度，严格消毒，落实医护人员个人防护措施，促使医护人员形成良好的个人卫生习惯，是防止发生医院内新型冠状病毒肺炎传播的基本措施。要特别强调通风、呼吸道防护、洗手及消毒、防护用品的正确使用、隔离管理、病区生活垃圾和医疗废弃物的妥善处理，加强医护人员新型冠状病毒肺炎预防控制（消毒、隔离和个人防护）等防治知识的培训。应对确诊病例、疑似病例及其探视者实施严格管理。原则上应禁止陪护与探视。

（二）做好个人防护

个人防护用品包括防护口罩、手套、防护服、护目镜或面罩、鞋套等。其中以防护口罩与手套最为重要。在对危重患者进行抢救、插管、口腔护理等近距离接触的情况下，医护人员还应佩戴护目镜或面罩。

医护人员在日常工作中必须树立良好的个人防护意识，养成良好的个人卫生习惯，规范操作。呼吸内科门诊和急诊室值班医生平时应佩戴口罩。当有发热、呼吸困难、类似肺炎表现的患者就诊时，更应特别注意做好个人防护。对诊疗患者时所使用的器械包括听诊器、书写笔等，要注意消毒或清洗，避免因器械污染而造成传播。接触患者后，手部在清洗前不要触摸身体的其他部位，尤其是眼睛、鼻部、口腔等黏膜部位。

对医护人员尤其是诊治新型冠状病毒肺炎患者的一线医护人员应加强健康监测工作。所有进入新型冠状病毒肺炎患者病区的工作人员均应进行登记，并记录与患者接触时采取的防护措施情况。工作人员在离开时，禁止将污染物品带出病区；离开病区时或回家后，应洗澡、更衣。病区工作人员应每天测体温，注意自己的健康状况，一旦出现发热或其他症状，应立即停止工作，并实行医学观察，直至排除感染为止。

（三）疫源地消毒与处理

病原可能污染的区域被称为疫源地。疫源地可分为疫点和疫区。新型冠状病毒肺炎患者疫点、疫区大小的划分可根据患者隔离治疗前及发病前3天所污染范围的大小、通风状况等来确定。出现单一病例的地区和单位，患者可能污染的场所，称为疫点。较大范围的疫源地或若干疫点连成片时，称为疫区。

原则上患者在发病前3天至隔离治疗时所到过的场所、距调查时间在10天之内、停留时间超过半小时、空间较小又通风状况不良的场所，均应列为疫点进行管理。一般疫点的划分以一个或若干个住户、一个或若干个办公室、列车或汽车车厢、同一航班、同一病区等为单位。如果在一个潜伏期内，在一个单位、一个街区或一个居民楼发现2例或2例以上新型冠状病毒肺炎病例，则应考虑扩大疫点管理的范围。如果传染源可能已经在更大范围内活动造成传播危险，或在一个较大范围内在一个潜伏期内出现了数个传染源，或出现了暴发、流行时，则可根据《中华人民共和国传染病防治法》第二十五条、第二十六条的规定，由县级以上地方政府报经上一级地方政府决定，将这个范围如一个小区、乡（镇）、街道甚至城市等宣布为疫区，对出入疫区的人员、物资和交通工具实施卫生检疫。除非传播的范围无法确定，一般不必将较大区域称为疫区。

疫点或疫区的处理应遵循"早、准、严、实"的原则，措施要早，针对性要准，措施要严格、落到实处。对疫点应严格进行消毒。通常情况下，不必开展针对新型冠状病毒的外环境消毒工作。疫区的处理要在疫点处理原则基础上，突出疫情监测工作的重要性，加强流动人口的管理，防止疫情的传入、传出。如果疫点、疫区内的新型冠状病毒肺炎患者已痊愈、死亡或被隔离治疗，对患者可能污染的场所或物品已经进行终末消毒，在一个观察期内（暂定为病例、疑似病例被隔离治疗后14天）在疫点、疫区内未再出现新的病例或疑似病例时，由原宣布单位宣布解除疫点、疫区。较大范围的疫区如省、城市等的解除，需要在该区域内所有患者治愈或死亡后2周方可宣布。

（四）检疫和公共场所管理

如果出现新型冠状病毒肺炎暴发或流行，并有进一步扩散趋势时，可以实施国境卫生检疫、国内交通检疫，还可以按照《中华人民共和国传染病防治法》第二十五条、第二十六条的规定采取紧急措施，如限制或者停止集市、集会、影剧院演出或者其他人群聚集的活动；停工、停业、停课；临时征用房屋、交通工具等。

（五）多部门协作

建立强有力的组织指挥、疾病预防控制、医疗救护、社会联动、大众传媒体系是尽早发现和控制新型冠状病毒肺炎疫情的重要保障。必须由政府牵头，卫生、教育、工商、交通等部门联动，统一指挥，统一协调，分工明确，责任到人，措施到位，分级管理，分类指导，加强督查。成立疾病预防控制、医疗救护、后勤保障、社会宣传与服务等专业队伍，负责各项具体防治措施的科学论证和落实。做好与军队、厂矿企业、医疗卫生机构的联动，准备好第二，甚至第三梯队的医疗卫生及后勤保障队伍。储备必要的物资和药品。

三、保护健康人群

健康人群应当注意对新型冠状病毒肺炎的预防。

尽量减少外出活动。避免去疾病正在流行的地区。在疾病流行期间减少走亲访友和聚餐，尽量在家休息。减少到人员密集的公共场所活动，尤其是空气流动性差的地方，例如公共浴池、温泉、影院、网吧、KTV、商场、车站、机场、码头、展览馆等。

如果要外出需要佩戴口罩。外出前往公共场所、就医和乘坐公共交通工具时，佩戴医用外科口罩或N95口罩。

保持手卫生。减少接触公共场所的公用物品和部位；从公共场所返回、咳嗽肘捂之后、饭前便后用洗手液或肥皂流水洗手，或者使用含酒精成分的免洗洗手液；不确定手是否清洁时，避免用手接触口、鼻、眼；打喷嚏或咳嗽时，用手肘处衣服遮住口、鼻。

主动做好个人与家庭成员的健康监测，准备常用物资。家庭备置体温计和家庭用的消毒用品等物资。自觉发热时要主动测量体温。家中有小孩的，要早晚为其测量体温。若出现可疑症状，应主动戴上口罩，及时就近就医。若出现新型冠状病毒感染可疑症状（包括发热、咳嗽、咽痛、胸闷、呼吸困难、轻度食欲缺乏、乏力、精神差、恶心、呕吐、腹泻、头痛、心慌、结膜炎、四肢或腰背部轻度肌肉酸痛等），应根据病情，及时到医疗机构就诊。尽量避免乘坐地铁、公共汽车等交通工具，避免前往人员密集的场所。就诊时应主动告诉医生自己的相关疾病流行地区的旅行居住史，以及发病后接触过什么人，配合医生开展相关调查。

保持良好的卫生和健康习惯，居室勤开窗，经常通风。家庭成员不共用毛巾，保持家居、餐具清洁，勤晒衣被。不随地吐痰，口鼻分泌物用纸巾包好，弃置于有盖的垃圾桶内。注意营养，适度运动。不要接触、购买和食用野生动物，尽量避免前往售卖活体动物（禽类、海产品、野生动物等）的市场。

四、加强健康教育

要通过多种形式，广泛开展新型冠状病毒肺炎防治知识的宣传，教育群众提高自我防范意识，配合做好预防、控制工作，并注意针对疫情的变化调整宣传教育重点。充分发挥媒体的舆论导向作用，以宣传防治知识为主，明确群防群治的措施和公众的义务与责任。要真实报道疫情，并要减少有可能引起群众恐慌的报道。心理干预可以通过宣传正确的防治知识来实施，防止歪曲事实、过度紧张和麻痹大意等倾向。新型冠状病毒肺炎是一种在一定条件下传染性很强的疾病，一旦流行，特别是在医务人员及亲属、朋友中出现传播病例甚至死亡病例时，人们会出现各种各样的心理反应，而某些不良心理反应会影响人们的生活质量和身体健康，同时也会影响新型冠状病毒肺炎防治工作的顺利进行。

在接诊患者时，医护人员要以友善的态度与患者交流。在患者充分理解的前提下，积极给予心理支持。医护人员的肢体语言，也能给患者增添战胜疾病的力量。对于康复期患者，帮助其打消复发和传染他人的顾虑。对于将要出院的患者，可叮嘱其在出院后2周内暂勿与同事、朋友来往，尽量避免不愉快的事情发生而增加心理负担。

第二节　口罩及消毒剂的选择与使用

在新型冠状病毒肺炎流行期间，合理选择使用口罩，能够有效防止病毒感染。同时，对生活及工作等环境消毒也是控制疫情非常有效的手段。

一、口罩的选择

在新型冠状病毒肺炎流行期间，不同风险暴露人群应该选择合适的口罩类型，不应过度防护。

口罩类型包括医用防护口罩、颗粒物防护口罩、医用外科口罩、一次性使用医用口罩和普通口罩。医用防护口罩可过滤空气中的微粒，阻隔飞沫、血液、体液、分泌物等。颗粒物防护口罩能够防控空气中悬浮的各类颗粒状的空气污染物，给佩戴者提呼吸防护。医用外科口罩为医护人员工作时所佩戴的口罩，对于细菌、病毒的抵抗能力较强，可用于预防流感、呼吸系统疾病的传播。一次性使用医用口罩能阻隔口腔和鼻腔呼出或吸入污染物，细菌过滤效率不小于95%，能在一定程度上预防呼吸道感染，但是无法防霾。普通口罩能过滤进入口鼻的空气，以达到阻挡有害气体、气味、飞沫进出佩戴者口鼻的目的，多以纱布、棉布或纸等制成。

暴露人群包括高风险人群、较高风险人群、中等风险人群、较低风险人群和低风险人群。高风险人群如疫区发热门诊、隔离病房医护人员等推荐使用医用防护口罩，选择使用防护面具和颗粒物防护口罩。隔离区服务人员（清洁、尸体处置等）推荐使用颗粒物防护口罩，选择使用医用防护口罩。插管、切开等高危医务工作者推荐使用医用防护口罩和防护面具。对确诊、疑似现场流行病学调查的人员推荐使用医用防护口罩，选择使用颗粒物防护口罩。较高暴露人群如急诊工作医护人员、对密切接触人员开展流行病学调查的人员、疫情相关样品检测人员推荐使用颗粒物防护口罩。中等风险人群如普通门诊、病房工作医护人员、人员密集区的工作人员、居家隔离及与其共同生活人员、从事与疫情相关的行政管理、警务、安保、快递等从业人员推荐使用医用外科口罩，选择使用一次性使用医用口罩。较低风险人群如在人员密集场所滞留的公众、相对聚集的室内工作人员、前往医疗机构就诊的公众、集中学习和活动的托幼机构儿童、在校学生等推荐使用一次性使用医用口罩。低风险人群如居家人员、散居居民、户外活动者、通风良好场所工作者、儿童和学生等推荐使用普通口罩。

根据不同的暴露人群和暴露场景，选择合适的口罩，不仅利于个人呼吸，也可以缓解目前出现的口罩紧缺问题，避免不必要的浪费。

二、居家消毒

如果只是居家不外出，家中没有陌生人进屋，没有从疫区回来的亲戚朋友到访，没有患者或者不舒服的人，建议可以不用或少用消毒剂；家中常通风、勤洗手，做好日常清洁即可。过度使用消毒剂一方面会形成污染，另一方面对身体健康也会产生不利影响。若需要消毒时，应注意以下几方面：做好居家物体表面的消毒防护，如门把手、地面、桌面、家具、电话机、开关、洗手盆、水龙头等物体表面，每天用清水擦拭 1~2 次，每周配制浓度为 250~500mg/L 的含氯消毒液进行擦拭，消毒 30 分钟左右，再用清水擦拭，去除残留的消毒剂。毛巾、衣物等织物可使用浓度为 250mg/L 的含氯消毒液浸泡 15~30 分钟后再进行常规清洗；毛巾等纯棉物品可以采取煮沸方式消毒；牙刷、口杯等用具应个人专用并保持清洁；手机、键盘、钥匙等可用 75% 医用酒精擦拭消毒。被褥常晒，被套、枕套、枕巾每周洗涤一次。水杯、餐具等用具，洗干净后，煮沸或流通蒸汽消毒 15 分钟，或参照说明书使用消毒碗柜进行消毒。做好马桶和下水道等的消毒工作。冲马桶时，最好将马桶盖盖着冲。因为部分老式马桶冲水时，很容易使细菌、病毒飞溅起来进入空气，再经过换气扇排到外面。洗手池、马桶用后冲洗干净，每周用浓度为 500mg/L 的含氯消毒液浸泡消毒一次，每次 30 分钟左右。

三、餐厅环境消毒

餐厅操作间要保持清洁干燥，严禁生食和熟食用品混用，避免肉类生食。使用后餐具、用品须高温消毒。依据《食品安全国家标准消毒餐（饮）具》GB14934，热力消毒包括煮沸、蒸汽、红外线消毒。煮沸、蒸汽消毒保持100℃作用10分钟；红外线消毒一般控制温度120℃，作用15~20分钟。洗碗机消毒一般水温控制85℃，冲洗消毒40秒以上。餐厅每日消毒两次；就餐结束后，要对餐桌、餐椅进行消毒，使用浓度为500mg/L的含氯消毒液擦拭，作用30分钟后，再用清水擦净。

四、学校公共环境消毒

食堂、宿舍、教室、图书馆、办公室、实验室、公共卫生间等重要场所要进行预防性消毒。

地面、墙壁用浓度为1000mg/L的含氯消毒液（配制方法举例：某含氯消毒液，有效氯含量为5%~6%，配制时取1份消毒液，加入49份水）喷洒消毒，作用时间应不少于15分钟。

桌面、门把手、水龙头等物体表面用浓度为500mg/L的含氯消毒液（配制方法举例：某含氯消毒液，有效氯含量为5%，配制时取1份消毒液，加入99份水）擦拭，作用30分钟，然后用清水擦拭干净。

食品用具煮沸或用流通蒸汽消毒15~30分钟；也可用浓度为500mg/L的含氯消毒液浸泡，作用30分钟后，再用清水洗净。

毛巾、衣物、被褥等织物用浓度为250mg/L的含氯消毒液（配制方法举例：某含氯消毒液，有效氯含量为5%，配制时取1份消毒液，加入199份水）浸泡15~30分钟，然后清洗。也可用流通蒸汽或煮沸消毒15分钟。

五、其他公共场所的消毒

及时通风，一些封闭空间的公共场所特别容易引发疾病，应该打开门窗以及通风设施，及时换气，加强空气对流，能够起到消毒作用。

使用紫外线灯进行消毒，通常是在公共场所晚上打烊的时候打开紫外线灯，照射4小时能够杀死绝大部分病毒。

化学消毒可用0.1%或0.2%的过氧乙酸溶液进行喷洒消毒。使用新洁尔灭溶液可按照0.1%的配比，对公共场所进行喷洒消毒。84消毒液使用范围比较广，适用于家庭公共场所的消毒，按照1∶50的兑水量进行稀释，可以擦拭桌椅、板凳、扶手等公共设施以及地面。

公共场所的消毒以清洁为主，预防性消毒为辅，应避免过度消毒。针对不同消毒对象，应按照上述使用浓度、作用时间和消毒方法进行消毒，以确保消毒效果。消毒剂具有一定的毒性、刺激性，配制和使用时应注意个人防护，应戴防护眼镜、口罩和手套等。消毒剂具有一定的腐蚀性，消毒后应注意用清水擦拭，防止对消毒物品造成损坏。所使用的消毒剂应在有效期内。

第三节 医务人员职业防控指南

一、患者就诊管理

尽量减少患者的拥挤，以减少医院内感染的风险。发现疑似或确诊病例时，依法采取隔离或者控制传播措施，并按照规定对患者的陪同人员和其他密切接触人员采取医学观察及其他必要的预防措施。不具备救治能力时，应及时将患者转诊到具备救治能力的医疗机构诊疗。

对疑似或确诊病例要做到以下几点：

1. 对疑似或确诊病例及时进行隔离，并按照指定规范路线由专人引导进入隔离区。

2. 患者进入病区前更换患者服，个人物品及换下的衣服集中消毒处理后，存放于指定地点由医疗机构统一保管。

3. 指导患者正确选择、佩戴口罩，正确实施咳嗽礼仪和手卫生。

4. 加强对患者探视或陪护人员的管理。

5. 对被隔离的患者，原则上其活动限制在隔离病房内，减少患者的移动和转换病房；若确需离开隔离病房或隔离区域时，应当采取相应措施如佩戴医用外科口罩，防止患者对其他患者和环境造成污染。

6. 疑似或确诊病例出院、转院时，应当更换干净衣服后方可离开，按《医疗机构消毒技术规范》对其接触的环境进行终末消毒。

7. 疑似或确诊病例死亡的，对尸体应当及时进行处理。处理方法为用浓度为 3000mg/L 的含氯消毒液或 0.5% 过氧乙酸棉球或纱布填塞患者口、鼻、耳、肛门等所有开放通道；用双层布单包裹尸体，装入双层尸体袋中，由专用车辆直接送至指定地点火化。患者住院期间使用的个人物品经消毒后方可交由家属带回家。

二、清洁消毒管理

按照《医院空气净化管理规范》，加强诊疗环境的通风。有条件的医疗机构可进行空气消毒，也可配备循环空气消毒设备。严格执行《医疗机构消毒技术规范》，做好诊疗环境（空气、物体表面、地面等）、医疗器械、患者用物等的清洁消毒，对患者呼吸道分泌物、排泄物、呕吐物等严格处理，严格终末消毒。

消毒是切断传播途径、控制新型冠状病毒传播的重要措施之一，医院必须采取适宜的消毒技术。

（一）空气消毒

1. 通风

保证空气的流通是控制和预防新型冠状病毒医院内感染的重要措施，可以采取的方法包括：

（1）开窗通风，加强空气流通，并根据气候条件适时调节。

（2）安装通风设备，加强通风。

2. 使用空气消毒设备

使用获得卫生部门消毒产品卫生许可批件的空气消毒设备，并按使用说明书操作。如在有人情况下，可以使用循环风紫外线消毒器、静电吸附空气消毒机或空气等离子体消毒机等进行空气消毒。在无上述条件时，也可以采用低臭氧紫外线灯（按 $1.5W/m^3$ 安装）加反光罩反向照射消毒空气，照射时间为 1 小时，每间隔 2 小时照射 1 次。在无人情况下，可以使用普通紫外线灯（按 $1.5W/m^3$ 安装）照射 1 小时，对空气进行消毒。

3. 中央空调的使用

（1）在空调通风系统启动之前，必须掌握系统自身的特点，明确每一系统所服务的楼层和房间的详细情况，制订出相应的预案，明确突发情况的应对措施，并落实专人负责。

加强室内外空气流通,最大限度引入室外新鲜空气。①循环回风为主,新、排风为辅的全空气空调系统，在疫情期内，原则上应采用全新风运行，以防止交叉感染。②采用专用新、排风系统换气通风的空气-水空调系统，应按最大新风量运行，且新风量不得低于卫生标准（每人每小时 $30m^3$），达不到标准者应通过合理开启门窗加强通风换气，以获取足额新风量。③对于只采用独立式空调器（机）供冷供热的房间，应合理开启部分外窗，使空调房间有良好的自然通风；当空调关停时，应及时打开门窗，加强室内外空气流通。④在疫情期内，全空气空调系统与水-空气空调系统宜在每天空调启用前或关停后的新风和排风机多运行 1 小时，以改善空调房间室内外空气流通。

（2）确保空调机房内和空调新风口周围环境的清洁，正确引入新风。①空调系统新风采气口周围环境必须保持洁净，以保证所吸入的空气为新鲜的室外空气。禁止间接从机房内、楼道内和天棚吊顶内吸取新风。禁止新风采气口与排风系统的排风口短路。②空调通风的机房必须保持干燥清洁，严禁堆放无关物品。

（3）做好空调系统各部件的清洗消毒工作。

（4）加强冷却塔与冷却水系统的清洗消毒。

（5）空调通风系统的一定位置或房间内宜安装空气消毒除菌装置。

（6）空调系统的关键部位应定期消毒。

（7）在当地疫情期内，下列空调系统宜停止使用。①既不能全新风运行，又没有对回风或送风采取消毒措施的全空气空调系统。②既不设新风，又不能开窗通风换气的水-空气空调系统（即风机盘管空调系统）。③既不能开启外窗，又不设新、排风系统的房间内的空调器（机）。

（8）对定点医院隔离区空调装置与空调通风系统的特殊附加要求：①空调系统的划分必须按病区划分，严禁不同病区合用一个空调系统。②在医院内禁止采用有循环回风的全空气系统，在当地疫情期内现有的有循环回风的全空气系统必须停止运行。③在医院空调系统中禁止采用任何形式的绝热加湿装置。④医院隔离病房内空调通风系统必须按排风量大于送风量进行设计、调试与运行，以确保各病房内空调通风在负压状态下运行。⑤隔离病房、卫生间采用公用竖排风，应确保卫生间排气扇及屋面排风机正常运行，没有倒灌，防止通过卫生间交叉感染。⑥在有条件时，医院内的空调通风系统与空调房间应设计和配备压力的测试、调节与控制手段，以确保清洁区、半污染区和污染区的空气压力级差，从而保证病区内空气能有序流动。⑦在医院空调通风系统内须设计和配备完善、合格的各级空气过滤装置与消毒装置。⑧隔离病房的排风应当高空排放，应远离新风进口。病房内所有用过的各种空气过滤器应集中消毒后再焚烧处理。⑨隔离病房的空调凝结水必须分区集中收集，经消毒处理后才可排入下水道。

（二）物体表面、地面的清洁和消毒

指定医院的发热门（急）诊和定点医院隔离病区内所有的物体表面、地面都应当进行清洁，受到病原微生物污染时，应当先清洁，再进行消毒。

1. 清洁的一般要求

（1）湿式清洁，动作轻柔。

（2）所有清洁后的物体表面、地面应当保持干燥。

（3）清洁工作应当区分清洁区、半污染区、污染区，逐区进行。湿擦各种物体表面，湿拖地面；抹布、拖把要分区使用，及时更换。

（4）工作人员进行清洁工作时，应当分区穿戴防护物品。

（5）工作完毕后，应当及时清洁和消毒工作用具。

2. 物品表面和地面的消毒

（1）下列情况需要进行消毒：①当物体表面和地面被患者血液、体液、分泌物、排泄物等污染时。②收治新型冠状病毒肺炎患者的病房内的物品表面和地面应定期进行消毒。③新型冠状病毒肺炎患者接触过的物体表面应定期进行消毒。

（2）消毒方法：①含氯消毒液。浓度为500~1000mg/L 的含氯消毒液擦拭物体表面或拖地，作用15~30分钟。②过氧乙酸。0.2%~0.5% 的过氧乙酸擦拭物体表面，作用5~15分钟。③使用获得卫生部门消毒产品卫生许可批件的适于物体表面和地面消毒的消毒剂，并按产品说明书使用。④消毒后的物体表面和地面应当保持干燥。

（3）收治新型冠状病毒肺炎患者的病房内的物品表面、地面应当每天进行清洁和消毒，依据各类物品被接触的频率以及受污染的严重程度，选择适宜的消毒方法。如床头柜、床栏杆、门把手、水龙头、地面等应当每天用消毒液消毒两次。一般情况下，采用浓度为500~1000mg/L 的含氯消毒液擦拭物体表面并拖地。

（三）终末消毒

新型冠状病毒肺炎患者出院、转院或者死亡后，患者房间的环境和使用的物品应当进行终末消毒。

1. 空气消毒

可以使用紫外线灯(按 1.5W/m³ 安装)照射 1 小时,对空气进行消毒。也可以使用 0.5% 过氧乙酸或者 3% 过氧化氢喷雾,浓度为 20~30mL/m³,作用 1 小时。消毒时应当关闭门窗,严格按照消毒剂使用浓度、使用剂量、消毒作用时间及操作方法进行消毒。消毒完毕充分通风后方可使用。

2. 物体表面和地面

房间内的物体表面和地面在进行清洁后,用浓度为 500~1000mg/L 的含氯消毒液擦拭物体表面并拖地,作用 15~30 分钟。

3. 手的清洁与消毒

手的清洁与消毒是切断接触传播的重要措施,手的清洁与消毒应当符合以下原则。

(1)洗手设施:①用流动水洗手。②采用非手触式开关,如脚踏式、感应式或肘式开关。③提供干手设施,如擦手小方巾、一次性纸巾等。④配备洗手液和速干手消毒剂。

(2)下列情况需要进行手的清洗:①出入新型冠状病毒肺炎患者病区、病房前后。②诊治或者护理每位新型冠状病毒肺炎患者之间。③清洗、消毒病区各种物品之后。④脱去个人防护用品后。⑤出入不同区域(清洁区、半污染区与污染区)前后。

(3)手的清洗方法:①取 3~5mL 清洗剂于手心,两手心对搓。②双手手指交叉,手心对手背彼此对搓。③双手手指交叉,手心对手心彼此对搓。④双手互握互搓指背手背。⑤双手拇指彼此在掌心搓揉。⑥双手指尖互在掌心搓揉。以上每一步骤均为 10 秒共计 1 分钟,最后用清水冲净清洗剂。使用肥皂的洗手步骤同上。

(四)防护用品的清洗与消毒

1. 可以重复使用的防护用品,按照实际情况,选择下述方法进行清洗、消毒。

(1)用后的防护用品放入双层布袋中封扎,压力蒸汽灭菌后送洗衣房进行清洗、消毒。

(2)无压力蒸汽灭菌条件的医院,上述物品在病区用浓度为 500~1000mg/L 的含氯消毒液或 0.2% 的过氧乙酸浸泡 30 分钟,再送洗衣房清洗消毒。

（3）口罩应当与防护服分开清洗与消毒。

2. 防护眼镜、防护面罩可以用浓度为 500~1000mg/L 的含氯消毒液、0.2% 的过氧乙酸或者 75% 的乙醇浸泡 30 分钟，清洗干燥后备用。

（五）医疗器械的消毒与灭菌

1. 高危器械

凡是穿过皮肤或黏膜而进入无菌组织、器官、腔隙的医疗器械，及与破损的皮肤、黏膜密切接触的医疗器械应当进行彻底清洗、干燥后进行灭菌处理。

（1）压力蒸汽灭菌：121℃ 20 分钟，132℃ 4 分钟。

（2）环氧乙烷气体灭菌：浓度为 800~1200mg/L，相对湿度 55%~60%，50℃，6 小时。按不同物品的性质进行环氧乙烷解吸（50℃条件下）平均 4~6 小时。

（3）戊二醛灭菌：浓度为 2% 的碱性戊二醛溶液浸泡 10 小时，灭菌水彻底冲洗，干燥保存。

2. 中危器械

凡是接触皮肤、黏膜的医疗器械应当经过彻底清洗、干燥后，根据其材料要求分别采用不同的消毒方法进行消毒。

（1）流动蒸汽消毒 20 分钟。

（2）煮沸消毒 20 分钟，水中加入 1% 碳酸氢钠可提高消毒效果。

（3）不适于压力蒸汽灭菌的物品可采用化学消毒法：①戊二醛。2% 的碱性戊二醛溶液浸泡 30 分钟。消毒后用清水彻底冲洗残留戊二醛，干燥保存。②过氧乙酸（加防腐蚀剂）。0.2%~0.5% 的过氧乙酸擦拭或浸泡 15 分钟，消毒后用清水彻底冲洗残留过氧乙酸，干燥保存。③乙醇或异丙醇。70%~80% 乙醇或异丙醇浸泡 15~30 分钟，干燥保存。

3. 低危物品

通常这类物品只直接或间接与患者健康无损的皮肤相接触，一般只需清洁处理。当被患者的血液、体液、分泌物、排泄物等明显污染时才需要消毒。常用浓度为 500~1000mg/L 的含氯消毒液浸泡或擦拭，作用 30 分钟，用清水彻底冲洗后干燥保存。

（六）患者使用物品的消毒

1. 患者使用的床单、被罩等物品每周定期更换，被血液、体液、分泌物、排泄物等污染后及时更换。用后的上述物品用双层布袋封扎，压力蒸汽灭菌后送洗衣房清洗消毒；也可以使用浓度为500~1000mg/L的含氯消毒液浸泡30分钟，送洗衣房清洗消毒。患者的口罩每天更换，消毒方法同床单，但应与床单等物品分开清洗与消毒。如果上述物品为一次性使用，使用后应当按医疗废物处理。患者使用物品与医务人员使用物品应当分开清洗、消毒。

2. 呼吸治疗装置在使用前应达到高水平消毒。螺纹管尽可能使用一次性的；若重复使用，用后应当立即用浓度为2000mg/L的含氯消毒液浸泡消毒30分钟后，再清洗消毒；也可以使用专用清洗机（80℃~93℃，10分钟）清洗，烘干备用。氧气湿化瓶应当每24小时更换，使用后的湿化瓶浸泡于浓度为500~1000mg/L的含氯消毒液中30分钟，无菌水冲洗后干燥备用。呼吸机主机表面清洁后，用浓度为500mg/L的含氯消毒液擦拭消毒。

3. 接触患者的精密仪器设备，设备表面用70%乙醇或异丙醇擦拭消毒两遍，或整机用环氧乙烷气体消毒。

4. 体温计使用后用75%乙醇浸泡15分钟，或者用0.2%过氧乙酸浸泡消毒10分钟后干燥保存。血压计、听诊器等，每次使用前、后用75%的乙醇擦拭消毒。压舌板一人一用一灭菌，或者使用一次性压舌板。

5. 氧气瓶在移出新型冠状病毒肺炎患者的病房前，用浓度为500~1000mg/L的含氯消毒液擦拭消毒外表面。

6. 有条件的医院，可以使用电子病历。病历尽可能不带入污染区。病历（包括各种化验单）一旦被污染，可以使用甲醛氧化法或加热法熏蒸、环氧乙烷气体消毒或者压力蒸汽灭菌（热敏纸除外）。

7. 患者使用后的痰杯，应当按照1:1比例向杯中注入浓度为2000mg/L的含氯消毒液处理痰液60分钟，然后将痰液倒入厕所。痰杯浸泡于浓度为1000mg/L的含氯消毒液中，作用30分钟，清水冲洗，干燥备用。使用的一次性痰杯，用后按医疗废物处理。

8. 患者使用后的餐具，用浓度为500mg/L的含氯消毒液或0.2%的过氧乙酸浸泡30分钟，清洗消毒后备用；或者用80℃~93℃的清水刷洗后，流动蒸汽消毒20分钟。也可以使用一次性餐具，用后按医疗废物处理。

9. 运送患者的工具使用后应当进行消毒。担架、平车等物体表面用浓度为 500~1000mg/L 的含氯消毒液擦拭；救护车运送患者时应开窗通风，患者离车后，车内的物体表面用浓度为 500~1000mg/L 的含氯消毒液擦拭，空气用流动紫外线灯照射 1 小时；救护车上应当配备速干手消毒剂。

10. 患者的个人用物，置于福尔马林熏箱或熏房（氧化法）消毒 12 小时以上，方可随患者带回家。患者使用的手机用 75% 乙醇擦拭表面后，用塑料小袋密封，保存 1 周后再使用。

（七）患者排泄物、分泌物、呕吐物的处理

患者排泄物、分泌物、呕吐物等应及时进行无害化处理，处理的原则如下。

1. 医院应当设有污水处理系统。设有污水处理系统的医院，患者排泄物、分泌物、呕吐物等可直接排入污水池，适当增加污水处理消毒剂的投药量，保证污水处理的余氯含量大于 6.5mL/L。

2. 无污水处理设施的医院，患者排泄物、分泌物、呕吐物则应按下述方法进行处理。

（1）使用漂白粉：1 份漂白粉（10% 漂白粉乳液）+ 4 份污物，混匀，消毒 2 小时。

（2）使用优氯净：1 份优氯净 + 12 份污物，混匀，消毒 2 小时。

（3）每张病床须设置加盖容器，装足量浓度为 1500~2500mg/L 的有效氯溶液，用作排泄物、分泌物的随时消毒。将排泄物、分泌物直接放入消毒液中，作用时间为 30~60 分钟。

（4）将消毒后的污物倒入厕所，便器、便盆等每天用浓度为 1000mg/L 的含氯消毒液浸泡 30 分钟。

三、感染监测

做好早期预警预报。加强对感染防控工作的监督与指导，发现隐患，及时改进。发现疑似或确诊病例时，应当按照有关要求及时报告，并在 2 小时内上报信息，做好相应处置工作。

（一）就诊人员感染监测

1. 患者的发现：落实预检分诊制度

（1）预检分诊处、门急诊接诊患者、所有病区收患者入院时，须对每名患者做好预检分诊工作，认真询问患者及其他接触者起病前两周的旅游史、接触史等内容。

（2）门诊发现疑似病例时，立即打电话报告医院有关管理部门，同时做好以下工作。

①在预检分诊台：若病情允许，给患者戴医用外科口罩，同时给家属发医用外科口罩，并要求患者留在原地或指定地点（与其他患者之间保持至少1米的距离），等待医院有关管理部门安排专人护送至发热门诊。

②在诊室：将患者留在诊室，医生离开诊室（出诊室后手消毒、更换口罩与工作服、使用75%的酒精消毒听诊器），等待医院有关管理部门安排专人护送患者去发热门诊。

③工作人员需做好防护后方能给患者与家属做健康教育，如落实手卫生、呼吸卫生和咳嗽礼仪。

④护送人员需做好防护（戴帽子、戴医用防护口罩、穿隔离衣、戴手套），电话联系发热门诊后，将患者护送至发热门诊。

2. 发热门诊：护士要做好防护，询问前来或护送来的患者及其他接触者起病前两周的旅游史、接触史等内容，有流行病学史的立即将患者引入隔离室，如检查结果回报后确认为疑似病例，立即打电话报告医务科、院感办，组织重大传染病救治专家组会诊。同时做好转运至隔离病房的准备。如需进行胸片或CT检查，需提前通知放射科和值班医生到位，经特定路线（各医院自行制订）护送疑似病例至放射科检查，在放射科专用检查室检查完后即由护士护送至隔离病房隔离。

3. 在住院病区发现疑似病例，应立即打电话报告院感办，在院感办的指导下护送疑似病例至隔离病房隔离诊治。

（二）医务人员感染监测

1. 医务人员感染的监测与报告制度

（1）建议成立医院感染监控小组，负责监督本院医务人员感染发生及病例登记报告工作。

（2）当出现临床诊断医务人员新型冠状病毒肺炎病例时，当事人或监控医生应及时向医院感染监控小组报告并登记，尽快填写医务人员感染病例登记表，及时上报院感科。

（3）临床发现医务人员新型冠状病毒肺炎疑似病例，应及时进行病原学和相关实验室检查。明确为新型冠状病毒肺炎确诊病例后，尚需按《中华人民共和国传染病防治法》的有关规定进行报告，并采取隔离控制措施。

（4）医院感染监控小组应对本院医务人员进行感染病例漏报检查，对未上报的感染病例及时进行补报。

（5）对于密切接触新型冠状病毒肺炎患者的医务人员应加强监测、追踪和随访。对疑似感染的诊断，监控医生应及时向医院感染监控小组负责人汇报，并做进一步的分析及检查，做好讨论记录，小组讨论尚不能认定的，须将该医务人员的全部资料及讨论的结果报上级卫生主管部门，由上级单位组织专家进行讨论分析并诊断。

（6）同一科室如在短时间内（1周）出现相同2例及以上的确诊病例，应引起重视，立即向院感科进行报告，共同查找感染原因，避免发生医院感染的暴发或流行。

（7）院感科专职人员负责对各科报表进行登记、核对、统计、分析，及时将监测信息反馈给科室。

2.处理程序

（1）医务人员发生新型冠状病毒感染后应及时正确处置，必要时进行监测随访，避免发生感染。

（2）医务人员发生新型冠状病毒肺炎应及时报告医院感染监控小组，并填写《医务人员新冠肺炎感染病例登记表》，由医院感染监控小组上报院感科。

（3）发生感染的医务人员及时进行病原学和相关实验室检查，如是新型冠状病毒肺炎确诊病例，应按《中华人民共和国传染病防治法》的有关规定进行报告。

（4）医务人员发生医院感染后应积极配合治疗，医院感染监控小组应密切追踪治疗情况和转归情况。

四、隔离原则及措施

（一）隔离预防原则

1.在标准预防的基础上，根据疾病的传播途径（接触传播、飞沫传播、空气传播和其他途径传播）采取相应的隔离预防措施。

2.隔离病室或患者床头应有隔离标识，并限制人员出入。

3.黄色为空气传播隔离，粉色为飞沫传播隔离，蓝色为接触传播隔离。

4.经空气、飞沫传播的传染病患者或可疑传染病患者应安置在单人隔离房间，如科室或医院无条件收治时，应尽快转送至定点医院进行收治，并注意转运过程中医务人员的防护。其他感染性疾病患者与非感染性疾病患者宜分室安置。如条件限制，可考虑将相同病种、处于同病期的患者安置在同一房间，床间距宜大于0.8m。

5. 新型冠状病毒肺炎患者或者疑似患者产生的生活垃圾，按照医疗废物进行处置。

6. 加强隔离病室空气、物体表面的清洁消毒。物体表面应每日定期擦拭消毒，擦拭用抹布用后消毒。

7. 患者出院后进行终末消毒。

（二）医院区域隔离要求

1. 将整个病区分为清洁区、半污染区和污染区。清洁区包括医务人员的值班室、更换刷手衣裤室、穿工作服室、浴室、库房等，半污染区包括治疗室、医务人员的办公室、消毒室、穿防护服或者隔离衣室等，污染区包括病室和病室间的走廊。

2. 在清洁区和半污染区、半污染区和污染区之间分别设立缓冲带，并加装实际的隔离屏障（如隔离门）。

3. 各区之间用颜色区分，即清洁区划蓝色线，半污染区划黄色线，污染区划红色线，以警示医务人员。

4. 分别设立医务人员和患者的专用通道。

5. 防护用品置于不同区域，医务人员在不同区域穿戴和脱摘相应的防护用品。

6. 各区、各带和各通道有专门的功能定位。

7. 整个病区通风良好。

（三）不同部门的隔离措施

1. 发热门（急）诊

（1）远离其他门诊、急诊，独立设区，出入口与普通门急诊分开，标识明显。

（2）有备用诊室。

（3）设隔离卫生间。

（4）挂号、就诊、取药等能全部在该区域内完成。

（5）设较独立的医务人员内部工作区域。

2. 隔离留观室

（1）独立设区，标识明显。

（2）清洁区、半污染区、污染区分区明确，无交叉，医务人员的办公室与留观室尽量保持一定距离。

（3）留观者单间隔离，房间内设卫生间。

（4）患者病情允许时应戴口罩，不能离开留观室，严禁患者之间相互接触。

（5）积极进行鉴别诊断，排除上感、流感、细菌性或支原体、衣原体肺炎等。

3. 疑似新型冠状病毒肺炎患者病区

（1）通风良好，独立设区，与其他病区相隔离，有明显标识。

（2）分清洁区、半污染区、污染区，三区无交叉。

（3）医务人员办公室与病房分隔无交叉，并有一定距离。

（4）疑似患者一人一室，房间内设卫生间。

（5）患者戴口罩，不能离开病房，严禁患者间相互接触。

（6）严格探视制度，不设陪护，不得探视，若患者病情危重必须探视的，探视者必须严格按照规定做好个人防护。

4. 新型冠状病毒肺炎临床诊断或确诊患者病区

（1）通风良好，独立设区，与其他病区相隔离，有明显标识。

（2）布局合理，分清洁区、半污染区、污染区，三区无交叉。

（3）分别设立医务人员和患者专用通道。

（4）患者戴口罩，不得离开病区。

（5）重型患者应当收治在重型监护病房或者具备监护和抢救条件的病室，收治重型新型冠状病毒肺炎患者的监护病房或者具备监护和抢救条件的病室不得收治其他患者。

（6）医务人员办公室与病房分隔，有一定距离，无交叉。

（7）严格探视制度，不设陪护，不得探视，若患者病情危重必须探视的，探视者必须严格按照规定做好个人防护。

（四）已经建立负压病房的医院可以采取房间隔离

1. 整个病区空气的流向为从办公区 → 走廊 → 缓冲间 → 隔离病房，病区通风良好。

2. 将隔离病房视为污染区，隔离病房外的走廊与患者房间之间设立缓冲间，防护用品置于缓冲间内。

3. 医务人员进入隔离病房前，在缓冲间内穿戴防护用品，离开隔离病房时，在缓冲间脱摘防护用品。

4. 患者的一切诊疗护理工作和生活活动在病室内完成。

五、医务人员防护

（一）医务人员防护策略

1. 医疗机构和医务人员应当强化标准预防措施的落实，做好诊区、病区（房）的通风管理，严格落实《医务人员手卫生规范》要求，佩戴医用外科口罩或医用防护口罩，必要时戴乳胶手套。

2. 采取飞沫隔离、接触隔离和空气隔离防护措施，根据不同情形，做到以下防护。

（1）接触患者的血液、体液、分泌物、排泄物、呕吐物及污染物品时：戴清洁手套，脱手套后洗手。

（2）可能受到患者血液、体液、分泌物等喷溅时：戴医用防护口罩、护目镜、穿防渗隔离衣。

（3）为疑似患者或确诊患者实施可能产生气溶胶的操作（如气管插管、无创通气、气管切开，心肺复苏，插管前手动通气和支气管镜检查等）时：①采取空气隔离措施；②佩戴医用防护口罩，并进行密闭性能检测；③眼部防护（如护目镜或面罩）；④穿防体液渗入的长袖隔离衣，戴手套；⑤操作应当在通风良好的房间内进行；⑥房间中人数限制在患者所需护理和支持的最低数量。

3. 医务人员使用的防护用品应当符合国家有关标准。

4. 医用外科口罩、医用防护口罩、护目镜、防护服等防护用品被患者血液、体液、分泌物等污染时应当及时更换。

5. 正确使用防护用品，戴手套前应当洗手，脱去手套或防护服后应当立即用流动水洗手。

6. 严格执行锐器伤防范措施。

7. 每位患者用后的医疗器械、器具应当按照《医疗机构消毒技术规范》要求进行清洁与消毒。

（二）医务人员防护措施

1. 进入隔离区前

（1）医护人员需经过严格的感染控制等操作培训，最好把头发剪短或者盘起来，女性医护人员还要注意刘海，尽量避免头发暴露，使帽子能起到保护作用。同时注意勤剪指甲，避免刺破手套。

（2）医院要制订好科学合理的轮班制度，保障医护人员有充足的时间休息，还要注意饮食营养，以保证他们能够以良好的身心健康状态投入到工作中。

（3）在专门区域更换工作服和工作鞋，自己的衣服装在专门的袋子里放在指定区域避免污染。

2. 进入隔离区后

（1）医务人员要严格执行标准预防原则，包括手的卫生、接触隔离和眼部保护、气溶胶预防、针刺伤和锐器伤、个人防护用品、医疗废弃物安全管理、器械的清洁和消毒、环境的清洁，避免院内感染。

（2）在隔离病房的日常诊疗活动和查房时要穿工作服、一次性防护服，戴工作帽、医用防护口罩；采集呼吸道样本时戴防护口罩和护目镜或防护面屏；接触血液、体液、分泌物或排泄物时，加戴乳胶手套；在进行气管插管、支气管镜检查、气道护理和吸痰等可能发生气溶胶或喷溅操作时，戴医用防护口罩、护目镜或防护面屏、乳胶手套，必要时佩戴呼吸头罩。

（3）医务人员应该严格按照穿脱流程穿脱个人防护装备，禁止穿着个人防护装备离开污染区，以避免各个分区的交叉污染。

（4）合理安排好工作日的饮食时间和饮食量。因为脱换防护服比较烦琐，会对正常的饮食和排泄带来不便，多次脱换防护服，还会增加被污染的概率，也增加了资源浪费。

（5）工作中不使用手机。穿上防护服不方便使用手机，也会增加污染概率。建议科室设置专门人员与外界联系，沟通和协调工作，同时在科室内设置公告栏或者书写白板，方便重要信息提示和交流。

3. 离开隔离区后

（1）一定要在指定区域按照要求脱掉防护服，按照操作步骤使用消毒液洗手，脱掉的防护服等用品放置在指定位置。

（2）尽快用肥皂水全面洗脸、洗手，特别注意鼻孔、颈部等处。

（3）换上自己的衣服和鞋，离开前戴上口罩。

（4）一线工作的医护人员能在医院安排的住宿点住宿为最佳。如果医院没有安排，回家后要酌情消毒，尽量自己单独居住，避免频繁接触家人。

六、流行病学调查人员防护

对于流行病学调查（流调）人员，开展密切接触者调查时，穿戴一次性工作帽、医用外科口罩、工作服、一次性手套，与被调查对象保持1米以上距离。开展疑似和确诊病例调查时，建议穿戴工作服、一次性工作帽、一次性手套、医用一次性防护服、KN95/N95及以上颗粒物防护口罩或医用防护口罩、防护面具或护目镜、工作鞋或胶靴、防水靴套等，对疑似和确诊病例也可考虑采取电话或视频方式流调。流调人员进入医疗机构开展流调时，应遵守该医疗机构的规定，做好消毒隔离与个人防护。离开调查现场前，应按该医疗机构的规定做好医疗废物，个人防护用品的脱卸与处置工作。

流调人员返回各自单位时，应遵守单位规定的洗消流程，按指定区域存放流调物品、人员洗消，以及废物存放。凡重复使用的物品采用浓度为500mg/L的含氯消毒液（如5%施康消毒液按1∶100倍稀释），在清洁的基础上浸泡或擦拭，作用30分钟；纸类物品采用紫外线照射，纸张应平铺，不得有重叠，照射30分钟后翻面继续照射30分钟；或采用环氧乙烷气体消毒。流调人员换上自己的衣服和鞋，离开前戴上口罩。流调人员能在单位安排的住宿点住宿为最佳。如果单位没有安排，回家后要酌情消毒，尽量自己单独居住，避免频繁接触家人。

第四节　寒假后返校大学生的防控指南

一、寒假居家防控指南

在全民抗击新型冠状病毒肺炎疫情的关键时期，大学生要严格遵守国家政策和社区规定进行居家隔离，减少外出和保持个人卫生。根据疫情暴露程度，科学合理地进行居家隔离。居家隔离期间，要进行正确的消毒防护，同时要从科学饮食、合理锻炼、保持良好的卫生习惯和保持良好心态四个方面应对疫情，保持身心健康。

（一）暴露评估

根据国家卫健委发布的《新型冠状病毒肺炎防控方案（第六版）》中的内容评估自身暴露等级，若在疫情期间有武汉市及周边地区，或境内有病例报告社区，或境外疫情严重国家和地区的旅行史或居住史；或曾接触过以上国家、地区或社区的旅居史人员有密切接触者应归为较危险暴露者，应考虑单独隔离或集中医学观察。

新型冠状病毒肺炎病例密切接触者指与疑似病例和确诊病例症状出现前2天开始，或无症状感染者标本采样前2天开始，有如下接触情形但未采取有效防护者。

（1）共同居住、学习、工作，或其他有密切接触的人员，如近距离工作或共用同一间教室或在同一所房屋中生活。

（2）诊疗、护理、探视病例的医护人员、家属或其他有类似近距离接触的人员，如到密闭环境中探视患者或停留，同病室的其他患者及其陪护人员。

（3）乘坐同一交通工具并有近距离接触人员，包括在交通工具上照料的护理人员，同行人员（家人、同事、朋友等）或经调查评估后发现有可能近距离接触病例和无症状感染者的其他乘客和乘务人员。不同交通工具密切接触判定方法参见本章附件。

（4）现场调查人员调查后经评估认为其他符合密切接触者判定标准的人员。

（二）居家隔离

根据国家卫健委发布的《新型冠状病毒肺炎防控方案（第六版）》标准，密切接触者应采取集中隔离医学观察，不具备条件的地区可采取居家隔离医学观察，并加强对居家观察对象的管理。医学观察期限为自最后一次与病例、无症状感染者发生无有效防护的接触后14天。确诊病例和无症状感染者的密切接触者在医学观察期间若检测阴性，仍需持续至观察期满。疑似病例在排除后，其密切接触者可解除医学观察。

指定医疗卫生机构人员每天早、晚对密切接触者各进行一次体温测量，并询问其健康状况，填写密切接触者医学观察记录表，并给予必要的帮助和指导。

医学观察期间，密切接触者一旦出现任何症状（包括发热、寒战、干咳、咳痰、鼻塞、流涕、咽痛、头痛、乏力、肌肉酸痛、关节酸痛、气促、呼吸困难、胸闷、结膜充血、恶心、呕吐、腹泻和腹痛等），则立即向当地的卫生健康部门报告，并按规定送定点医疗机构诊治，采集标本开展实验室检测与排查工作。如排查结果为疑似病例、确诊病例，应对其密切接触的人员进行医学观察。

1. 居住卫生

（1）居家隔离医学观察人员可以选择家庭中通风较好的房间隔离，多开窗通风；保持房门随时关闭，在打开与其他家庭成员或室友相通的房门时先开窗通风。

（2）在隔离房间活动可以不戴口罩，离开隔离房间时先戴医用外科口罩。佩戴新医用外科口罩前后和处理用后的口罩后，应当及时洗手。

（3）不随意离开隔离房间。必须离开隔离房间时，先戴好医用外科口罩，洗手或手消毒后再出门。

（4）尽可能减少与其他家庭成员接触，必须接触时保持1米以上距离，尽量处于下风向。

（5）生活用品与其他家庭成员或室友分开，避免交叉污染。

（6）避免使用中央空调。

（7）保持充足的休息和充足的营养。最好限制在隔离房间进食、饮水。尽量不要共用卫生间，必须共用时须分时段，用后通风并用酒精等消毒剂消毒身体接触的物体表面。

（8）讲究咳嗽礼仪，咳嗽时用纸巾遮盖口鼻，不随地吐痰，用后纸巾及口罩丢入专门的带盖垃圾桶内。

（9）用过的物品及时清洁消毒。

2. 消毒防护

（1）保持家居通风，每天尽量开门窗通风。

（2）设置套有塑料袋并加盖的专用垃圾桶。用过的纸巾、口罩等放置到专用垃圾桶，每天清理。清理前用浓度为500~1000mg/L的含氯消毒液喷洒或浇洒垃圾至完全湿润，然后扎紧塑料袋口。处理这些物品后应立即洗手。

（3）台面、门把手、电话机、开关、热水壶、洗手盆、坐便器等日常可能接触使用的物品表面，用浓度为250~500mg/L的含氯消毒液擦拭后用清水洗净，每天至少一次。

（4）地面每天用浓度为 250~500mg/L 的含氯消毒液进行湿拖。

（5）毛巾、衣物、被罩、日常的织物等，用浓度为 250~500mg/L 的含氯消毒液浸泡 1 小时，或采用煮沸 15 分钟消毒。

（6）餐具煮沸 15 分钟或用浓度为 250~500mg/L 的含氯消毒液浸泡 30 分钟后用清水漂洗干净。

（7）手消毒可采用有效碘含量为 0.5% 的碘附消毒液、含 70%~75% 乙醇手消毒液擦拭手部 1~3 分钟，防止手造成的交叉感染。有肉眼可见污染物时应先使用洗手液在流动水下洗手，然后消毒。皮肤被污染物污染时，应立即清除污染物，然后用一次性吸水材料蘸取 0.5% 碘附消毒液或含氯消毒剂或过氧化氢消毒剂擦拭消毒 3 分钟以上，使用清水清洗干净；黏膜应用大量生理盐水冲洗或 0.05% 碘附冲洗消毒。

（8）密切接触者的呕吐物、排泄物、分泌物应及时处理。少量污染物可用一次性吸水材料蘸取浓度为 5000~10 000mg/L 的含氯消毒液小心移除。大量污染物，应使用一次性吸水材料完全覆盖后用足量的浓度为 5000~10 000mg/L 的含氯消毒液浇在吸水材料上消毒，作用 30 分钟以上，小心清除干净。再用浓度为 500~1000mg/L 的含氯消毒液擦被污染表面及其周围 2 米。处理污染物应戴手套与口罩，处理完毕后应洗澡、更换衣服。

3. 科学饮食

居家隔离期间个人应该保证良好的身体营养状况，均衡营养，增强抵抗力。

（1）谷薯类食物要保证每天摄入 250~400g，粗细搭配，如大米、小麦、玉米、荞麦、红薯、马铃薯等。

（2）提升免疫力离不开蛋白质的参与。优质蛋白质类食物要充足，包括瘦肉类（猪、牛、羊、鸡、鸭）、鱼、虾等，每天 150~200g，尽量不吃肥肉，不选火腿肠等加工肉制品。奶类、大豆类食物要多选，坚持每天一个鸡蛋。对于不爱吃肉的朋友可选择大豆类，如黄豆、黑豆及豆制品，此类也属于优质蛋白质，并且含有不饱和脂肪酸，可部分替代瘦肉。

（3）多吃新鲜蔬菜和水果，每天超过 5 种，最好 500g 以上，其中一半为深色蔬果类，如油菜、胡萝卜、西兰花等。新鲜蔬菜、水果中富含维生素 A、维生素 C 等，具有较强的抗氧化、调节免疫作用，应注意补充，也可适量添加复合维生素、矿物质补充剂。

（4）油脂宜少，适量摄入优质脂肪，包括烹调宜用植物油，建议每人每天 25g。

保证充足饮水量，每天 1500~2000mL，少量多次、有效饮水，需饮温开水或淡茶水。

（5）一定不要熬夜。规律作息及充足睡眠能提高免疫力。成年人保证每天睡眠时间不少于 8 小时，儿童在 10 小时左右。

（6）避免消瘦和体重下降，营养不良会直接导致免疫功能低下；食欲较差进食不足者、老年人及慢性消耗性基础疾病患者，建议增加肠内营养剂（特医食品），每天额外补充热量及蛋白质。

4. 保持身心健康

随着新型冠状病毒肺炎疫情不断地扩大，确诊病例不断地增加、防护物资紧缺、长时间的居家隔离等使全体民众面临着巨大的精神心理压力。因此重点关注全体民众的精神心理是十分重要的。

在紧张的疫情面前，人们长时间处于应激状态，这会使人们出现一些不良的情绪。常见的主要有焦虑、多疑、惶恐、不安、愤怒、暴躁、抑郁、悲伤、恐惧、害怕、盲目乐观、孤独、寂寞、自卑、自责、挫败、无助、冲动、激怒等。

此时心理评估是十分重要的，它的目的是及时了解个体的心理状况，判断其是否有现存或潜在的心理健康问题，从而便于早期预防和干预。主要方法有以下几点。

（1）情绪评估

①观察法：通过观察个体的行为表现以及心理活动的外部表现来评估个体的心理状态。主要分为自然观察法和控制观察法两种。自然观察法就是在自然情境中进行观察；控制观察法是让个体到预先控制的情境与条件下，对个体进行适当的刺激，观察个体对特定刺激的反应。

②交谈法：当感到自己与以往状态完全不同时，可以拨打心理健康服务热线，向专业人员咨询自己的情况，并根据是否已出现心理问题和严重程度寻求后续帮助。

③心理测量法：对个体的心理现象或行为进行量化测定，其结果较客观、科学。

（2）压力与压力应对评估

压力与压力应对评估其方法与情绪评估的方法一样。

当出现一些应激反应，此时在一定的指导下尝试一些认知调整、放松练习、心理稳定化等心理调适技术，可以帮助个体稳定情绪，并恢复正常的心理状态。

（3）情绪调整

在处理因疫情引发的负情绪时，首先应唤起理性思考，及时识别情绪背后隐藏的思维陷阱。

①放松练习：包括平缓呼吸、肌肉放松、"蝴蝶拍"等，简单地说，就是个体给一个"爱自己的拥抱"，就像是幼年受惊时父母可以给予我们一样，从而重新获得安全和稳定。

②安全岛技术：所谓安全岛，是指在个体的内心深处找到一个绝对惬意舒适的场所，它可以位于世界上的任何地方，但最好脱离现实世界而只存在于想象空间。

③保险箱技术：它是一种通过想象方法来完成的负性情绪处理技术。其原理是通过有意识地内心积攒的负性情绪进行"打包封存"，从而使自我可以在较短的时间从这些负性情绪及消极观念中解放出来"避其锋芒"，实现个体正常心理功能的恢复。

④遥控器技术：它既能帮助个体直面现实生活中的压力事件及其引起的负性情绪，又能使个体直接提取自我的积极记忆及正性情绪，以达到将个体从负性情绪切换到正性情绪的目的。

⑤自我调整的小技巧

A. 呼吸：把注意力放在呼吸上，深深地吸气，慢慢地呼气，做几次深长的腹式呼吸。深呼吸可以降低压力、改善情绪、提升注意力。

B. 感觉：当你发现自己焦虑不安时，也可以借助感官帮助自己恢复平静。如感受身体跟地面和椅子接触的感觉，手里拿着物品的感觉，倾听周围的各种声音，说出眼前看到的各种物品等。

C. 活动：伸展一下身体，走动走动，如果可能，洗洗手、搓搓脸，喝点水，吃点食物，哼唱一首喜欢的歌曲等。

D. 帮助：想想你所获得的帮助，怀着感恩的心默默地感谢这些人；也可以给你觉得可能有需要的朋友、家人打个电话，给他们以支持和帮助。

E. 除此之外，可以继续用你以往有效的方式调整自我，如听音乐、冥想、正念练习、放松练习、运动等。

（三）健康教育

1. 健康教育的内容

据目前观察，新型冠状病毒肺炎最常见的临床表现为发热、乏力、干咳，而鼻塞、流涕等上呼吸道症状较为少见。约半数患者多在一周内出现呼吸困难，严重者可快速进展为急性呼吸窘迫综合征、脓毒症休克、难以纠正的代谢性酸中毒和出凝血功能障碍。此外，部分患者症状轻微，可无发热表现，需要警惕！有流行病学史及发热或肺部表现的患者，其痰液、咽拭子、下呼吸道分泌物等标本行实时荧光PCR（RT-PCR）检测新型冠状病毒核酸阳性；或病毒基因测序，与已知的新型冠状病毒高度同源，即可确诊。多数患者症状轻微，预后良好，少数患者病情危重，甚至死亡。目前统计的死亡病例多数为合并基础疾病的中老年人和肥胖者。

众所周知，传染病的流行包括三个重要的环节：传染源，传播途径，易感人群。切断其中一环则可显著地削弱传染病的威力。

（1）传染源：目前调查显示尚未找到明确的疾病最初的传染源，所以我们尽量勿食生冷变质食物，肉类充分煮熟，不吃野味。从目前看，感染了新型冠状病毒的潜伏期及发病期患者也是重要传染源，故我们在没有防护措施的情况下尽量避免与新型冠状病毒感染者接触。对新型冠状病毒感染者按有关规定进行严格隔离治疗。

（2）传播途径：多数呼吸道病毒依靠空气、飞沫传播，而戴口罩是一项重要的防护手段。它能把来自外界的病原体拒之门外，保护自己也是保护他人。易感人群，传染病中至关重要的一环，人人均是易感者。那么保护好自己就可以说是为切断病毒传播做出一份重要贡献了。因此，个人防护手段包括：勤洗手、多通风、戴口罩、健体魄、吃熟食、讲文明、不随地吐痰等。

2. 健康信息获取途径

（1）国家卫健委官网。

（2）中国疾病预防与控制中心官网。

（3）央视新闻网。

（4）丁香园-新冠肺炎疫情实时地图。

（5）当地疾病预防控制中心官网疫情信息等。

二、返校途中防控指南

1. 乘坐公共交通工具时全程佩戴医用外科口罩或 N95 口罩。
2. 随时保持手卫生，减少接触交通工具的公共物品和部位。
3. 旅途中做好健康监测，自觉发热时要主动测量体温。
4. 留意周围旅客健康状况，避免与可疑症状人员近距离接触。
5. 若旅途中出现可疑症状，应尽量避免接触其他人员，并视病情及时就医。
6. 旅途中如需去医疗机构就诊时，应主动告诉医生相关疾病流行地区的旅行居住史，配合医生开展相关调查。
7. 妥善保存旅行票据信息，以配合可能的相关密切接触者调查。

三、返校后防控指南

1. 开学前暴露评估

（1）开学前登记：学校应组织对全校所有教职员工、学生进行摸底调查，掌握开学前是否武汉市及周边地区，或境内有病例报告社区，或境外疫情严重国家和地区的旅行史或居住史；或曾接触过以上国家、地区或社区的旅居人员；是否有聚集性发病或与新型冠状病毒感染者有流行病学关联。如有，应居家或到集中隔离点隔离观察14天，期满无异常情况再返校。学生如有可疑症状，应立即报告学校，及时就医，待疾病痊愈后，方可复课、返校。

（2）学校环境卫生整治：学校应组织对校内环境进行全面整治，重点对教室、宿舍、食堂、垃圾站、图书馆、卫生间等公共场所，进行彻底清洁、消毒，消除卫生死角。

2. 开学后措施

（1）返校管理：乘坐公共交通工具时，全程佩戴口罩。旅途中做好健康监测，自觉发热时，要主动测量体温。若出现可疑症状，应在佩戴口罩的情况下，尽量避免接触其他人员，尽量避免乘坐公共汽车等公共交通工具，并及时就医。就医时，应主动告诉医生疾病流行地区的旅居史，以及发病后接触过什么人，配合医生开展相关调查。妥善保存旅行票据信息，配合可能的相关密切接触者调查。发现身边出现可疑症状人员，避免与其近距离接触，并及时报告乘务人员。

（2）出入校及人员管理

①学校门口的醒目位置应设置健康提示牌。严格学校出入管理，进出人员必须监测体温（严格按照体温枪使用说明换算体温）。疫情流行期间，出入学校人员必须规范佩戴口罩。

②服务人员、安保人员、清洁人员要做好摸底登记，若有湖北等地及境外疫情严重国家和地区外出史，须居家隔离观察14天。工作时，须佩戴口罩，并与他人保持安全距离。食堂采购人员或供货人员须佩戴口罩和一次性橡胶手套，避免直接手触肉禽类生鲜材料，摘手套后及时洗手消毒。保洁人员工作时，须佩戴一次性橡胶手套，工作结束后洗手消毒。安保人员须佩戴口罩工作，并认真询问和登记外来人员状况，发现异常情况及时报告。

（3）环境管理

①开窗通风。教室、宿舍、食堂、图书馆、卫生间等公共场所每日均要开窗通风。每次通风时间不少于30分钟，每日至少3次。

②若图书馆、办公室等区域使用中央空调系统：中央空调系统风机盘管正常使用时，定期对送风口、回风口进行消毒。若出现疫情，不要停止风机运行，应在人员撤离后，封闭排风支管，运行一段时间后关断新风排风系统，同时进行消毒。带回风的全空气系统，应把回风完全封闭，保证系统全新风运行。

③每日要使用含氯消毒剂、过氧乙酸或75%的乙醇，对公共场所、公用物品、公共接触物品、物体表面和地面消毒，定时用消毒水为办公设备、门把手和电梯按钮、厕所进行消毒。洗手间要配备肥皂或足够的洗手液，保证水龙头等供水设施正常工作。

④防疫期间，摘口罩前后做好手卫生，废弃口罩放入垃圾桶内，每天两次使用含氯消毒剂对垃圾桶进行消毒处理。

⑤学校活动管理。疫情流行期间，禁止组织大型集体活动，集中上课应佩戴口罩。建议错时、错峰上课、就餐。禁止带病上学或工作。集体食堂建议采用分段供应，或自助分散就餐等方式，避免扎堆就餐，尽可能减少人员聚集，保证餐厅通风，并每天做好消毒工作。在坐下吃饭的最后一刻再摘下口罩，避免面对面就餐，避免就餐时说话。

⑥宣传教育。学校主动做好健康教育，宣传疾病防治知识，促进教职员工和学生养成良好的卫生习惯。

3. 健康管理

（1）健康监测。每日对教职员工和学生等所有在校人员开展晨、午检查，并落实因病缺课/缺勤登记制度，实行日报告。患病的教职员工或学生痊愈后，方可返岗、复课。

（2）可疑症状处置。教职员工或学生若出现新型冠状病毒感染的相关可疑症状，应及时就近到发热门诊就诊。赴诊过程中，必须佩戴口罩，尽量避免乘坐公共汽车等公共交通工具，避免前往人群密集场所、或在人群密集场所长时间停留。

（3）保持个人卫生。勤洗手。从公共场所返回、用手遮挡咳嗽、打喷嚏后、饭前便后，要接触自己面部，特别是鼻孔与眼睛前，要用洗手液或肥皂流水洗手，洗手时间按照六步法，需持续15秒以上，或者使用含酒精成分的免洗洗手液洗手。如无条件洗手时，可拿出自备消毒湿巾或免洗手消毒剂擦拭手进行消毒处理。尽量减少接触公共场所的公共物品和部位。

附件　交通工具密切接触者判定指引

一、飞机

1. 一般情况下，民用航空器舱内病例座位的同排和前后各三排座位的全部旅客以及在上述区域内提供客舱服务的乘务人员作为密切接触者。其他同航班乘客作为一般接触者。
2. 乘坐未配备高效微粒过滤装置的民用航空器，舱内所有人员。
3. 其他已知与病例有密切接触的人员。

二、铁路旅客列车

1. 乘坐全封闭空调列车，病例所在硬座、硬卧车厢或软卧同间包厢的全部乘客和乘务人员。
2. 乘坐非全封闭的普通列车，病例软卧同间包厢内，或同节硬座（硬卧）车厢内同格及前后邻格的旅客，以及为该区域服务的乘务人员。
3. 其他已知与病例有密切接触的人员。

三、汽车

1. 乘坐全密封空调客车时，与病例同乘一辆汽车的所有人员。
2. 乘坐通风的普通客车时，与病例同车前后3排座位的乘客和驾乘人员。
3. 其他已知与病例有密切接触的人员。

四、轮船

与病例同一舱室内的全部人员和为该舱室提供服务的乘务人员。

如与病例接触期间，患者有高热、打喷嚏、咳嗽、呕吐等症状，不论时间长短，均应作为密切接触者。

第三章

新型冠状病毒肺炎疫情防控相关法律法规知识问答

一、新型冠状病毒肺炎为什么实行"乙类管理，甲类防控"？

答：《中华人民共和国传染病防治法》规定，对突发原因不明的传染病需要采取本法所称甲类传染病的预防、控制措施的，由国务院卫生行政部门及时报经国务院批准后予以公布、实施。据此，2020年1月21日，国家卫健委基于对新型冠状病毒肺炎的病原、流行病学、临床特征等特点的认识，报国务院批准同意，决定将新型冠状病毒肺炎纳入法定传染病乙类管理，采取甲类传染病的预防、控制措施。

二、国家对传染病疫情信息的公布是如何规定的？

答：《中华人民共和国传染病防治法》规定，国家建立传染病疫情信息公布制度。国务院卫生行政部门定期公布全国传染病疫情信息。省、自治区、直辖市人民政府卫生行政部门定期公布本行政区域的传染病疫情信息。

三、对预防、控制野生动物可能造成的危害，法律法规有何规定？

答：《中华人民共和国野生动物保护法》第十八条规定，有关地方人民政府应当采取措施，预防、控制野生动物可能造成的危害，保障人畜安全和农业、林业生产。第二十七条规定，禁止出售、购买、利用国家重点保护野生动物及其制品。因科学研究、人工繁育、公众展示展演、文物保护或者其他特殊情况，需要出售、购买、利用国家重点保护野生动物及其制品的，应当经省、自治区、直辖市人民政府野生动物保护主管部门批准，并按照规定取得和使用专用标识，保证可追溯，但国务院对批准机关另有规定的除外。实行国家重点保护野生动物及其制品专用标识的范围和管理办法，由国务院野生动物保护主管部门规定。出售、利用非国家重点保护野生动物的，应当提供狩猎、进出口等合法来源证明。出售本条第二款、第四款规定的野生动物的，还应当依法附有检疫证明。第三十条规定，禁止生产、经营使用国家重点保护野生动物及其制品制作的食品，或者使用没有合法来源证明的非国家重点保护野生动物及其制品制作的食品。禁止为食用非法购买国家重点保护的野生动物及其制品。第四十九条规定，违反本法第三十条规定，生产、经营使用国家重点保护野生动物及其制品或者没有合法来源证明的非国家重点保护野生动物及其制品制作食品，或者为食用非法购买国家重点保护的野生动物及其制品的，由县级以上人民政府野生动物保护主管部门或者市场监督管理部门按照职责分工责令停止违法行为，没收野生动物及其制品和违法所得，并处野生动物及其制品价值二倍以上十倍以下的罚款；构成犯罪的，依法追究刑事责任。《陆生野生动物保护实施条例》第二十六条规定，禁止在集贸市场出售、收购国家重点保护野生动物或者其产品。持有狩猎证的单位和个人需要出售依法获得的非国家重点保护野生动物或者其产品的，应当按照狩猎证规定的种类、数量向经核准登记的单位出售，或者在当地人民政府有关部门指定的集贸市场出售。

四、被新型冠状病毒病原体污染的污水、污物、场所和物品，需如何处理？

答：《中华人民共和国传染病防治法》第二十七条规定，对被传染病病原体污染的污水、污物、场所和物品，有关单位和个人必须在疾病预防控制机构的指导下或者按照其提出的卫生要求，进行严格消毒处理；拒绝消毒处理的，由当地卫生行政部门或者疾病预防控制机构进行强制消毒处理。第四十七条规定："疫区中被传染病病原体污染或者可能被传染病病原体污染的物品，经消毒可以使用的，应当在当地疾病预防控制机构的指导下，进行消毒处理后，方可使用、出售和运输。"

五、新型冠状病毒肺炎疫情暴发、流行时，县级以上人民政府可以采取哪些紧急措施？

答：《中华人民共和国传染病防治法》规定，传染病暴发、流行时，县级以上地方人民政府应当立即组织力量，按照预防、控制预案进行防治，切断传染病的传播途径，必要时，报经上一级人民政府决定，可以采取下列紧急措施并予以公告：（一）限制或者停止集市、影剧院演出或者其他人群聚集的活动；（二）停工、停业、停课；（三）封闭或者封存被传染病病原体污染的公共饮用水源、食品以及相关物品；（四）控制或者扑杀染疫野生动物、家畜家禽；（五）封闭可能造成传染病扩散的场所。

六、新型冠状病毒肺炎疫情暴发、流行时，县级以上人民政府可以采取哪些物资、人员的征调措施？

答：《中华人民共和国传染病防治法》规定，传染病暴发、流行时，根据传染病疫情控制的需要，国务院有权在全国范围或者跨省、自治区、直辖市范围内，县级以上地方人民政府有权在本行政区域内紧急调集人员或者调用储备物资，临时征用房屋、交通工具以及相关设施、设备。紧急调集人员的，应当按照规定给予合理报酬。临时征用房屋、交通工具以及相关设施、设备的，应当依法给予补偿；能返还的，应当及时返还。《中华人民共和国突发事件应对法》规定，履行统一领导职责或者组织处置突发事件的人民政府，必要时可以向单位和个人征用应急救援所需设备、设施、场地、交通工具和其他物资，请求其他地方人民政府提供人力、物力、财力或者技术支援，要求生产、供应生活必需品和应急救援物资的企业组织生产、保证供给，要求提供医疗、交通等公共服务的组织提供相应的服务。履行统一领导职责或者组织处置突发事件的人民政府，应当组织协调运输经营单位，优先运送处置突发事件所需物资、设备、工具、应急救援人员和受到突发事件危害的人员。

七、新型冠状病毒肺炎疫情防控过程中，单位和个人有哪些义务？

答：《中华人民共和国传染病防治法》第十二条规定，在中华人民共和国领域内的一切单位和个人，必须接受疾病预防控制机构、医疗机构有关传染病的调查、检验、采集样本、隔离治疗等预防、控制措施，如实提供有关情况；第三十一条规定，任何单位和个人发现传染病病人或者疑似传染病病人时，应当及时向附近的疾病预防控制机构或者医疗机构报告；《中华人民共和国突发事件应对法》第五十四条规定，任何单位和个人不得编造、传播有关突发事件事态发展或者应急处置工作的虚假信息。

八、新型冠状病毒肺炎疫情防控工作中，各级政府卫生行政部门具有哪些监督检查职责？

答：《中华人民共和国传染病防治法》第五十三条规定，县级以上人民政府卫生行政部门对传染病防治工作履行下列监督检查职责：（一）对下级人民政府卫生行政部门履行本法规定的传染病防治职责进行监督检查；（二）对疾病预防控制机构、医疗机构的传染病防治工作进行监督检查；（三）对采供血机构的采供血活动进行监督检查；（四）对用于传染病防治的消毒产品及其生产单位进行监督检查，并对饮用水供水单位从事生产或者供应活动以及涉及饮用水卫生安全的产品进行监督检查；（五）对传染病菌种、毒种和传染病检测样本的采集、保藏、携带、运输、使用进行监督检查；（六）对公共场所和有关单位的卫生条件和传染病预防、控制措施进行监督检查。第五十四条规定，县级以上人民政府卫生行政部门在履行监督检查职责时，有权进入被检查单位和传染病疫情发生现场调查取证，查阅或者复制有关的资料和采集样本。被检查单位应当予以配合，不得拒绝、阻挠。第五十五条规定，县级以上地方人民政府卫生行政部门在履行监督检查职责时，发现被传染病病原体污染的公共饮用水源、食品以及相关物品，如不及时采取控制措施可能导致传染病传播、流行的，可以采取封闭公共饮用水源、封存食品以及相关物品或者暂停销售的临时控制措施，并予以检验或者进行消毒。经检验，属于被污染的食品，应当予以销毁；对未被污染的食品或者经消毒后可以使用的物品，应当解除控制措施。

九、发现新型冠状病毒肺炎病例时，疾病预防控制机构应采取哪些措施？

答：《中华人民共和国传染病防治法》第四十条规定，疾病预防控制机构发现传染病疫情或者接到传染病疫情报告时，应当及时采取下列措施：

（一）对传染病疫情进行流行病学调查，根据调查情况提出划定疫点、疫区的建议，对被污染的场所进行卫生处理，对密切接触者，在指定场所进行医学观察和采取其他必要的预防措施，并向卫生行政部门提出疫情控制方案；
（二）传染病暴发、流行时，对疫点、疫区进行卫生处理，向卫生行政部门提出疫情控制方案，并按照卫生行政部门的要求采取措施；（三）指导下级疾病预防控制机构实施传染病预防、控制措施，组织、指导有关单位对传染病疫情的处理。

十、医疗机构对新型冠状病毒肺炎疫情采取的甲类传染病预防控制措施主要有哪些？

答：新型冠状病毒感染的肺炎虽然是乙类传染病，但依法采取甲类传染病的预防控制措施。《中华人民共和国传染病防治法》第三十九条规定，医疗机构发现甲类传染病时，应当及时采取下列措施：（一）对病人、病原携带者，予以隔离治疗，隔离期限根据医学检查结果确定；（二）对疑似病人，确诊前在指定场所单独隔离治疗；（三）对医疗机构内的病人、病原携带者、疑似病人的密切接触者，在指定场所进行医学观察和采取其他必要的预防措施。第四十四条规定，发生甲类传染病时，为了防止该传染病通过交通工具及其乘运的人员、物资传播，可以实施交通卫生检疫。具体办法由国务院制定。

十一、新型冠状病毒肺炎疫情防控工作中，居委会、村委会的职责是什么？

答：《中华人民共和国传染病防治法》规定，居民委员会、村民委员会应当组织居民、村民参与社区、农村的传染病预防与控制活动。《中华人民共和国突发事件应对法》规定，突发事件发生地的居民委员会、村民委员会和其他组织应当按照当地人民政府的决定、命令，进行宣传动员，组织群众开展自救和互救，协助维护社会秩序。《突发公共卫生事件应急条例》规定，传染病暴发、流行时，街道、乡镇以及居民委员会、村民委员会应当组织力量，团结协作，群防群治，协助卫生行政主管部门和其他有关部门、医疗卫生机构做好疫情信息的收集和报告、人员的分散隔离、公共卫生措施的落实工作，向居民、村民宣传传染病防治的相关知识。充分发挥城市社区居委会和村委会动员组织作用，实施网格化、地毯式管理，群防群控、稳防稳控，实现"防输入、防蔓延、防输出"的疫情防控目标，控制疫情传播。按照相关通知要求，加强人员健康监测，摸排人员往来情况，有针对性地采取防控措施；指导社区、村做好疫情的发现、防控和应急处置，有效落实密切接触者的排查管理；做好疫情防控知识宣传，引导群众做好个人防护，出现疫情及时就诊。加强督促指导，根据应急预案，指导细化实化防控措施，将应急预案分解到岗到人，严格执行各项防控工作制度，及时履行疫情监测和报告责任，妥善做好突发事件应对工作，确保各类民政服务对象和工作人员健康安全。引导慈善组织和志愿服务组织，在地方党委、政府的统一指挥和统筹协调下，依法有序参与疫情防控和开展募捐活动。

十二、新型冠状病毒肺炎患者、疑似病例、密切接触者在其隔离期间，生活如何保障？

答：《中华人民共和国传染病防治法》第四十一条规定，在隔离期间，实施隔离措施的人民政府应当对被隔离人员提供生活保障；被隔离人员有工作单位的，所在单位不得停止支付其隔离期间的工作报酬。对因受疫情影响职工不能按期到岗或企业不能开工生产的，要指导企业主动与职工沟通，有条件的企业可安排职工通过电话、网络等灵活的工作方式在家上班完成工作任务；对不具备远程办公条件的企业，与职工协商优先使用带薪年休假、企业自设福利假等各类假。

十三、新型冠状病毒肺炎患者、疑似病例、密切接触者在其隔离治疗期间或医学观察期间，不能提供正常劳动的，用人单位能否解除或终止劳动合同？有关工资、生活费标准如何规定？

答：2020年1月24日，人力资源社会保障部办公厅印发《关于妥善处理新型冠状病毒感染的肺炎疫情防控期间劳动关系问题的通知》（人社厅明电〔2020〕5号）规定，一是对新型冠状病毒感染的肺炎患者、疑似病例、密切接触者在其隔离治疗期间或医学观察期间以及因政府实施隔离措施或采取其他紧急措施导致不能提供正常劳动的企业职工，企业应当支付职工在此期间的工作报酬，并不得依据劳动合同法第四十条、四十一条与职工解除劳动合同。在此期间，劳动合同到期的，分别顺延至职工医疗期期满、医学观察期期满、隔离期期满或者政府采取的紧急措施结束。二是企业因受疫情影响导致生产经营困难的，可以通过与职工协商一致采取调整薪酬、轮岗轮休、缩短工时等方式稳定工作岗位，尽量不裁员或者少裁员。符合条件的企业，可按规定享受稳岗补贴。企业停工停产在一个工资支付周期内的，企业应按劳动合同规定的标准支付职工工资。超过一个工资支付周期的，若职工提供了正常劳动，企业支付给职工的工资不得低于当地最低工资标准。职工没有提供正常劳动的，企业应当发放生活费，生活费标准按各省、自治区、直辖市规定的办法执行。对受疫情影响导致企业生产经营困难的，鼓励企业通过协商民主程序与职工协商采取调整薪酬、轮岗轮休、缩短工时等方式稳定工作岗位；对暂无工资支付能力的，要引导企业与工会或职工代表协商延期支付，帮助企业减轻资金周转压力。

十四、在疫情防控期间，故意谎报、瞒报行程或者病情，拒不配合隔离、观察将承担什么法律后果？

答：我国法律规定，针对病毒携带者不主动上报，隐瞒逃跑的行为，如当事人系故意散播病毒，则涉嫌投放危险物质，可以"危险方法危害公共安全罪"定罪。如当事人只是从疫区返乡，并不知道自己是病毒感染者或构成疑似的，但不听劝阻、不遵守相关隔离规定，导致他人感染，可以考虑过失以危险方法危害公共安全罪来定罪处罚。《中华人民共和国刑法》第一百一十五条"危害公共安全罪"规定，放火、决水、爆炸以及投放毒害性、放射性、传染病病原体等物质或者以其他危险方法致人重伤、死亡或者使公私财产遭受重大损失的，处十年以上有期徒刑、无期徒刑或者死刑。过失犯前款罪的，处三年以上七年以下有期徒刑；情节较轻的，处三年以下有期徒刑或者拘役。

十五、在微信、微博等网络社交工具中，散布关于疫情的不实言论或者转发不实信息，是否涉及法律风险？

答：在网络社交工具中发布言论受众为不特定主体，因此微信、微博等网络社交工具属于公共领域的范畴。在公共领域范畴散布关于疫情的不实言论，系扰乱社会秩序的行为，将受到治安管理处罚；情节严重的可能构成刑事犯罪。尽管在传播谣言的过程中，传播者可能并不知道自己所传播的言论属于谣言，可以依据《中华人民共和国治安管理处罚法》进行处罚。《中华人民共和国治安管理处罚法》第二十五条规定，有下列行为之一的，处五日以上十日以下拘留，可以并处五百元以下罚款；情节较轻的，处五日以下拘留或者五百元以下罚款：（1）散布谣言，谎报险情、疫情、警情或者以其他方法故意扰乱公共秩序的；（2）投放虚假的爆炸性、毒害性、放射性、腐蚀性物质或者传染病病原体等危险物质扰乱公共秩序的；（3）扬言实施放火、爆炸、投放危险物质扰乱公共秩序的。

十六、新型冠状病毒肺炎患者、疑似病例和处于隔离期的密切接触者不服从管理的，应当如何处理？

答：《突发公共卫生事件应急条例》规定，在突发事件中需要接受隔离治疗、医学观察措施的患者、疑似病人和传染病病人密切接触者在卫生行政主管部门或者有关机构采取医学措施时应当予以配合；拒绝配合的，由公安机关依法协助强制执行。

十七、对已经发生新型冠状病毒肺炎病例的相关场所里的人员，可以采取哪些措施？

答：《中华人民共和国传染病防治法》第四十一条规定，对已经发生甲类传染病病例的场所或者该场所内的特定区域的人员，所在地的县级以上地方人民政府可以实施隔离措施，并同时向上一级人民政府报告；接到报告的上级人民政府应当即时作出是否批准的决定。上级人民政府做出不予批准决定的，实施隔离措施的人民政府应当立即解除隔离措施。

十八、发生传染病时，在什么情况下可以实施交通卫生检疫？

答：《中华人民共和国传染病防治法》第四十四条规定，发生甲类传染病时，为了防止该传染病通过交通工具及其乘运的人员、物资传播，可以实施交通卫生检疫。具体办法由国务院制定。

十九、在火车、飞机等公共交通工具上发现新型冠状病毒肺炎患者怎么办？

答：《突发公共卫生事件应急条例》第三十八条规定，交通工具上发现根据国务院卫生行政主管部门的规定需要采取应急控制措施的传染病病人、疑似传染病病人，其负责人应当以最快的方式通知前方停靠点，并向交通工具的营运单位报告。交通工具的前方停靠点和营运单位应当立即向交通工具营运单位行政主管部门和县级以上地方人民政府卫生行政主管部门报告。卫生行政主管部门接到报告后，应当立即组织有关人员采取相应的医学处置措施。交通工具上的传染病病人密切接触者，由交通工具停靠点的县级以上各级人民政府卫生行政主管部门或者铁路、交通、民用航空行政主管部门，根据各自的职责，依照传染病防治法律、行政法规的规定，采取控制措施。

二十、如何保障疫情防控所需器械、药品等物资的生产和供应？

答：《中华人民共和国传染病防治法》第四十九条规定，传染病暴发、流行时，药品和医疗器械生产、供应单位应当及时生产、供应防治传染病的药品和医疗器械。铁路、交通、民用航空经营单位必须优先运送处理传染病疫情的人员以及防治传染病的药品和医疗器械。县级以上人民政府有关部门应当做好组织协调工作。第七十二条规定，铁路、交通、民用航空经营单位未依照本法的规定优先运送处理传染病疫情的人员以及防治传染病的药品和医疗器械的，由有关部门责令限期改正，给予警告；造成严重后果的，对负有责任的主管人员和其他直接责任人员，依法给予降级、撤职、开除的处分。

二十一、医疗机构在防控新型冠状病毒肺炎过程中不履职或不依法履职的法律责任如何规定？

答：《中华人民共和国传染病防治法》第六十九条规定，医疗机构有下列情形之一的，由县级以上人民政府卫生行政部门责令改正，通报批评，给予警告；造成传染病传播、流行或者其他严重后果的，对负有责任的主管人员和其他直接责任人员，依法给予降级、撤职、开除的处分，并可以依法吊销有关责任人员的执业证书；构成犯罪的，依法追究刑事责任：（一）未按照规定承担本单位的传染病预防、控制工作、医院感染控制任务和责任区域内的传染病预防工作的；（二）未按照规定报告传染病疫情，或者隐瞒、谎报、缓报传染病疫情的；（三）发现传染病疫情时，未按照规定对传染病病人、疑似传染病病人提供医疗救护、现场救援、接诊、转诊的，或者拒绝接受转诊的；（四）未按照规定对本单位内被传染病病原体污染的场所、物品以及医疗废物实施消毒或者无害化处置的；（五）未按照规定对医疗器械进行消毒，或者对按照规定一次使用的医疗器具未予销毁，再次使用的；（六）在医疗救治过程中未按照规定保管医学记录资料的；（七）故意泄露传染病病人、病原携带者、疑似传染病病人、密切接触者涉及个人隐私的有关信息、资料的。

二十二、对不服从、不配合或者拒绝执行政府有关疫情防控的决定、命令或者措施等行为，有哪些法律责任？

答：《中华人民共和国突发事件应对法》第六十六条规定，单位或者个人违反本法规定，不服从所在地人民政府及其有关部门发布的决定、命令或者不配合其依法采取的措施，构成违反治安管理行为的，由公安机关依法给予处罚。《中华人民共和国治安管理处罚法》第五十条规定，有下列行为之一的，处警告或者二百元以下罚款；情节严重的，处五日以上十日以下拘留，可以并处五百元以下罚款：（一）拒不执行人民政府在紧急状态情况下依法发布的决定、命令的；（二）阻碍国家机关工作人员依法执行职务的。《中华人民共和国刑法》第二百七十七条第一款规定，以暴力、威胁方法阻碍国家机关工作人员依法执行职务的，处三年以下有期徒刑、拘役、管制或者罚金；第三款规定，在自然灾害和突发事件中，以暴力、威胁方法阻碍红十字会工作人员依法履行职责的，依照第一款的规定处罚。《中华人民共和国刑法》第三百三十条第一款规定，违反传染病防治法的规定，有下列情形之一，引起甲类传染病传播或者有传播严重危险的，处三年以下有期徒刑或者拘役；后果特别严重的，处三年以上七年以下有期徒刑：（四）拒绝执行卫生防疫机构依照传染病防治法提出的预防、控制措施的。

二十三、对编造、故意传播虚假疫情信息的，要承担什么法律责任？

答：《中华人民共和国突发事件应对法》第六十五条规定，违反本法规定，编造并传播有关突发事件事态发展或者应急处置工作的虚假信息，或者明知是有关突发事件事态发展或者应急处置工作的虚假信息而进行传播的，责令改正，给予警告；造成严重后果的，依法暂停其业务活动或者吊销其执业许可证；负有直接责任的人员是国家工作人员的，还应当对其依法给予处分；

构成违反治安管理行为的，由公安机关依法给予处罚。《中华人民共和国治安管理处罚法》第二十五条规定，有下列行为之一的，处五日以上十日以下拘留，可以并处五百元以下罚款；情节较轻的，处五日以下拘留或者五百元以下罚款：（一）散布谣言，谎报险情、疫情、警情或者以其他方法故意扰乱公共秩序的。《中华人民共和国刑法》第二百九十一条之一第二款规定，编造虚假的险情、疫情、灾情、警情，在信息网络或者其他媒体上传播，或者明知是上述虚假信息，故意在信息网络或者其他媒体上传播，严重扰乱社会秩序的，处三年以下有期徒刑、拘役或者管制；造成严重后果的，处三年以上七年以下有期徒刑。

二十四、对新型冠状病毒肺炎防控过程中经营者扰乱市场秩序的违法行为如何处罚？

答：《中华人民共和国突发事件应对法》第四十九条中规定，依法从严惩处囤积居奇、哄抬物价、制假售假等扰乱市场秩序的行为，稳定市场价格，维护市场秩序。《价格违法行为行政处罚规定》第六条规定，经营者违反价格法第十四条的规定，有下列推动商品价格过快、过高上涨行为之一的，责令改正，没收违法所得，并处违法所得5倍以下的罚款；没有违法所得的，处5万元以上50万元以下的罚款，情节较重的处50万元以上300万元以下的罚款；情节严重的，责令停业整顿，或者由工商行政管理机关吊销营业执照：（一）捏造、散布涨价信息，扰乱市场价格秩序的；（二）除生产自用外，超出正常的存储数量或者存储周期，大量囤积市场供应紧张、价格发生异常波动的商品，经价格主管部门告诫仍继续囤积的；（三）利用其他手段哄抬价格，推动商品价格过快、过高上涨的。

二十五、新型冠状病毒肺炎列入"检疫传染病"管理，对出入境人员主要有哪些影响？

答：《中华人民共和国国家卫生健康委员会公告》（2020年第1号）规定，经国务院批准，将新型冠状病毒感染的肺炎纳入《中华人民共和国国境卫生检疫法》规定的检疫传染病管理。《中华人民共和国国境卫生检疫法》第四条规定，入境、出境的人员、交通工具、运输设备以及可能传播检疫传染病的行李、货物、邮包等物品，都应当接受检疫，经国境卫生检疫机关许可，方准入境或者出境。第十二条规定，国境卫生检疫机关对检疫传染病染疫人必须立即将其隔离，隔离期限根据医学检查结果确定；对检疫传染病染疫嫌疑人应当将其留验，留验期限根据该传染病的潜伏期确定。因患检疫传染病而死亡的尸体，必须就近火化。第十四条第一款规定，国境卫生检疫机关对来自疫区的、被检疫传染病污染的或者可能成为检疫传染病传播媒介的行李、货物、邮包等物品，应当进行卫生检查，实施消毒、除鼠、除虫或者其他卫生处理。

二十六、出入境人员拒绝接受检疫或者抵制卫生监督，拒不接受卫生处理的，其法律后果有哪些？

答：《中华人民共和国国境卫生检疫法实施细则》第一百零九条第三项、第一百一十条第一款规定，对拒绝接受检疫或者抵制卫生监督，拒不接受卫生处理的，处以警告或者100元以上5000元以下的罚款。

二十七、在防控新型冠状病毒感染肺炎过程中，经营者的哪些行为属于价格违法行为？

答：《中华人民共和国价格法》第十三条规定，经营者销售、收购商品和提供服务，应当按照政府价格主管部门的规定明码标价，注明商品的品名、产地、规格、等级、计价单位、价格或者服务的项目、收费标准等有关情况。经营者不得在标价之外加价出售商品，不得收取任何未予标明的费用。《中华人民共和国价格法》第十四条规定，经营者不得有下列不正当价格行为：（一）相互串通，操纵市场价格，损害其他经营者或者消费者的合法权益；（二）在依法降价处理鲜活商品、季节性商品、积压商品等商品外，为了排挤竞争对手或者独占市场，以低于成本的价格倾销，扰乱正常的生产经营秩序，损害国家利益或者其他经营者的合法权益；（三）捏造、散布涨价信息，哄抬价格，推动商品价格过高上涨的；（四）利用虚假的或者使人误解的价格手段，诱骗消费者或者其他经营者与其进行交易；（五）提供相同商品或者服务，对具有同等交易条件的其他经营者实行价格歧视；（六）采取抬高等级或者压低等级等手段收购、销售商品或者提供服务，变相提高或者压低价格；（七）违反法律、法规的规定牟取暴利；（八）法律、行政法规禁止的其他不正当价格行为。此外，根据《中华人民共和国价格法》和《价格违法行为行政处罚规定》的规定,经营者的价格违法行为,还包括经营者不执行政府指导价、政府定价以及法定的价格干预措施、紧急措施的行为,以及违反明码标价的规定等行为。

第四章

新型冠状病毒肺炎疫情期心理健康防护指南

第一节 疫情下的心理应激问题

2000年至今,中国接连发生了严重急性呼吸综合征(SARS)暴发流行、禽流感疫情、汶川地震、甲型H1N1流感疫情、新型冠状病毒肺炎疫情等突发公共卫生事件,严重危及公众生命及心理健康。

一、什么是心理应激

在心理学中,一般把应激(Stress)作为一种情绪状态,即指在危险性、威胁性刺激情况下所产生的紧张情绪状态。心理应激是机体在某种环境刺激作用下,由于客观要求和应付能力不平衡所产生的一种适应环境的紧张反应状态。人在一定的社会环境中生活,总会受到各种各样的情境变化或刺激的影响,如各种生活事件、突然的创伤性体验、慢性紧张、工作压力、家庭矛盾等,当这些刺激被人感知到后,就会引导人们进行主观评价,同时产生一系列相应的心理及生理的变化。如果这些刺激的范围或强度超出了人们的适应能力,就会使人的心理体验、行为表现、机体生理生化过程都发生急剧变化,即出现紧张反应状态。因此心理应激的产生主要受两方面因素的制约:一是应激刺激的种类和强度;二是人对应激刺激的认知、评价和控制程度。

心理应激反应有三个阶段,分别是警觉期、抵抗期和衰竭期。

（一）警觉期

提高警惕、神情专注、动员潜能、蓄势待发这些都是警觉期正常的反应。如果在警觉期对危险过分在意，过分紧张，过度焦虑，就会对心理产生影响。

（二）抵抗期

高效、有目的的处理险情和问题是抵抗期的正常反应。相反，如果在此阶段没有处理好心理变化，可能会出现判断草率或犹豫不决、情绪不稳，不能与别人明确的沟通、不知如何自我保护。

（三）衰竭期

一旦进入衰竭期，轻者会有虚弱、疲惫、淡漠、抑郁等身心不适，重者可能导致严重而持久的躯体和精神障碍。由于此次疫情暴发突然，发展迅速，很容易让正在经历心理应激的人群进入衰竭期。

二、疫情期常见的心理应激反应

由于本次疫情持续时间较长，且仍在发展阶段，所以人们通常会处于慢性应激状态，这种应激状态可能会让人们出现各种行为、情绪、生理和思维等方面的变化。

（一）情绪

出现焦虑、恐惧、悲伤与抑郁、愤怒、失望、抱怨、委屈、怀疑与疑病、愧疚、精疲力竭等，情绪的起伏也会比平时强烈。

（二）认知

应激对我们心理的影响还体现在了我们的思维过程和思维内容上。我们会因为怀疑，对自己或他人的各种变化变得更加敏锐，也可能出现往坏处解读各种信息、夸大严重后果和低估自己应对能力的倾向。因此出现自我价值感降低、认知歪曲、思维过程变慢、注意力不集中、想象力下降和犹豫不决等。

（三）行为

在应激中，面对疫情我们会反复翻看手机，反复查看疫情相关的网络信息，反复对比报道的症状与自己身体出现的症状是否一致，不断求证是否患病。在这种情况下，与人相处容易冲动，更加敏感，容易发脾气，甚至会产生大量饮酒、厌食、长时间自暴自弃的行为。同时会出现逃避与回避、退化与依赖、敌对与攻击、无助与自怜、物质滥用（如酗酒）等行为。

（四）生理

心理应激不仅仅会给我们带来心理上的困扰，它们同样会影响我们的生理情况。疫情开始后的数据表明，有超过 20% 的人因为疫情带来的心理应激和压力而出现了生理上的反应。部分人会感觉身体不适，如心慌、胸闷，时不时想咳嗽一下、警觉性增高、对身体感觉敏感、睡眠紊乱、食欲减退，有时出现血压升高、月经紊乱、腹痛、腹泻、无明确原因的身体疼痛，以及胸闷、多汗、发冷、颤抖、肌肉抽搐等身体变化。

三、隔离期的心理应激反应

面对来势汹汹的疫情，隔离是最有效简单的方法。如在 2003 年的 SARS 暴发期间，中国和加拿大的部分地区也实施了全市范围的隔离。而在 2014 年埃博拉疫情暴发期间，许多西非国家的整个村庄都被隔离。隔离不仅仅是隔离密切接触者、患者，同时对普通人员的行动进行限制。在这次疫情中，我国绝大多数人口实际上都处于大规模自我隔离之下；最近旅居国外的华人华侨回国也需要进行 14 天的自我隔离。隔离可有效减缓疫情发展，但时间越久对人们的心理造成的影响越大。与亲人分离，活动受限不能随意出门，对自身疾病状况的不确定性，都会对心理产生影响。据报道，在以前的疫情中，已有自杀事件发生。

在一项隔离对心理的研究中，对可能接触过 SARS 的医务人员的研究发现，在隔离期（9 天）结束后不久，有人出现急性应激障碍症状。被隔离的医院员工明显出现精疲力竭、与他人疏远、与发烧的患者打交道时焦虑、易怒、失眠、注意力不集中和犹豫不决、影响工作表现、不愿工作或考虑辞职等。在另一项研究中，被隔离的医院员工即使在 3 年后也会出现创伤后应激症状。因流感暴发而被隔离数周后，约有 34% 的人在疫情暴发期间存在高度心理困扰。相比之下，澳大利亚一项针对普通人群的研究显示，约有 12% 的人在疫情暴发期间存在高度心理困扰。将被隔离的父母和儿童的创伤后应激症状与未被隔离的儿童进行了比较，发现被隔离儿童的创伤后应激症状平均得分比未被隔离的儿童高 4 倍。在这项研究中，被隔离的父母中有 28% 出现应激症状，足以证明有创伤相关的精神健康障碍的诊断。相比之下，没有被隔离的父母中这一数据只有 6%。另一项研究发现数十名医院员工在 3 年后检查出了抑郁症状，发现整个样本中有 9% 报告了高度抑郁症状。在高度抑郁症状组中，近60%被隔离过，而在424例轻度抑郁症状组中，只有15%被隔离。对那些被隔离的人，一般都出现了情绪障碍，如情绪低落、易怒、失眠、抑郁、创伤后应激症状等。而情绪低落和易怒发生率较高。有一项研究对大学生隔离期间的心理结果前后进行比较发现，在隔离期间，7%出现焦虑症状，17%表现出愤怒情绪。而在隔离后4~6个月，这些症状分别减少到3%（焦虑）和6%（愤怒）。被隔离的医务人员与被隔离的普通大众相比，他们有更严重的创伤后应激症状。卫生保健工作者也比普通大众表现出更大的心理问题，在隔离后表现出强烈的回避行为，出现愤怒、烦恼、恐惧、沮丧、内疚、无助、孤立、孤独、紧张、悲伤、担忧和更不快乐的情况要比普通人多得多。由此可见，疫情隔离期对医务人员、学生和普通人的心理健康都会产生严重的威胁。

产生上述这些不良心理应激主要包括以下几个方面。

（一）隔离时的应激源

1. 隔离时间

隔离时间较长与心理健康状况有关，特别是创伤后应激症状、回避行为和愤怒。

2. 害怕感染

他们对自己健康的担忧以及对感染他人的恐惧。如果他们出现了与感染有关的身体症状，他们也变得特别担心，这种担心与心理状况有关。

3. 无聊和沮丧情绪

禁闭、失去日常生活习惯、减少与他人的社交和身体接触会导致无聊、沮丧和与世隔绝的感觉，这让人们感到痛苦。不能参加日常活动，如购买基本必需品或通过电话或互联网参加社交网络活动，加剧了这种挫折感。

4. 基本生活用品匮乏

隔离期间基本用品，如食物、水、衣服或住宿不足是令人沮丧的源头，并且在隔离结束后的4~6个月仍与焦虑和愤怒有关。例如口罩和温度计发放时间晚了或者根本没有收到；食品、水和其他物品只是断断续续地分发；食品供应花了很长时间才到等一系列问题。同时得不到正规医疗和药物治疗也是一个问题。

5. 疫情信息良莠不齐

社交媒体、网络等报道的疫情相关信息良莠不齐，居家隔离的人们无法正常判断信息的可靠性也成为潜在应激源。

（二）隔离后的应激源

1. 经济损失

在隔离期间，经济损失可能是一个主要问题。在没有事先计划的情况下不得不长期中断他们的活动，人们无法工作。在回顾研究中发现，疫情造成了严重的经济损失，这也是在隔离数月后出现心理应激症状以及愤怒和焦虑的危险因素。家庭年收入较低的人表现出更明显的创伤后应激和抑郁症状。

2. 怀疑、不安

通常在隔离后持续一段时间，人们对隔离者仍存怀疑的态度，即使在疫情得到控制之后也是如此。几项研究发现，其他人对待被隔离者的方式有所不同：回避正常交往、谢绝社交邀请、恐惧与其接触。参与埃博拉疫情的几名工作者说，隔离使他们的家人认为他们的工作风险太高，造成家庭氛围紧张。

第二节 疫情下医护人员常见的心理问题及防护

新型冠状病毒肺炎疫情期间，医护人员奋战在自己的岗位上，不分昼夜地救治患者。超长的工作时间、紧张的工作状态、高度紧张的精神、超强的工作负荷、工作环境不停地转换等因素使其身体和心理都面临着巨大的考验。他们的工作与生活原有的正常秩序被打破，可能出现心理、生理、行为等方面的不良反应，严重者甚至会产生创伤后应激障碍。以下将简述疫情期间医护人员的工作及生活中可能出现的心理问题，为需要心理干预、指导的医护人员提供帮助。

一、工作中医护人员可能出现的心理问题

（一）担心、忧虑、恐惧

疫情期间，门诊疑似患者及住院患者激增，医护人员近距离与其接触，可能因害怕自己及家人被感染隔离而担心、忧虑、恐惧，从而出现头晕、乏力、晕眩、呼吸不畅、心跳过速、身体颤抖等，也会出现厌食、入睡困难或突然惊醒等躯体症状。

（二）不满、无助、焦虑

疫情期间，医护人员和物资短缺，医护人员工作负荷加大，不能正常休息、饮食、排泄，体力耗竭、过度劳累易产生不满情绪，所遇问题得不到实际解决方案，易导致情绪低落及无助感的产生。由于呼吸科、感染科医生短缺，很多内科甚至外科医生也支援到一线抗击疫情。由于他们不太熟悉隔离病房环境，也不熟悉某些仪器设备的使用，加上新型冠状病毒肺炎尚未找到特效药物和其他有效治疗方法，在病房或门诊直面危重患者的痛苦和死亡，会产生焦虑感，甚至手足无措。

由于疲惫短期内无从缓解，医护人员对当前的救助任务可能会出现压抑、无力、无助的感觉，对自己的职业产生倦怠和无意义感。持续处于过度紧张和疲劳状态时，可出现注意力不集中、记忆力减退、反应迟钝、判断和理解能力下降、自我评价低、缺乏自信、犹豫不决、做出决定困难、思维总是沉浸于疫情之中而不能自拔等。这些负面情绪，会加剧医护人员在当下的心理应激，让情绪反应加重或暴发。

（三）自责挫败、同情疲劳

由于在短时间内，疫情持续发展，面对数量逐渐增加的患者和不断出现的死亡案例，部分医务人员容易出现职业的挫败感、无力感和无意义感，并可能深深自责，认为自己无能，自信心降低。为他人而感到难过时，若心理上难以承受不幸事件带来的影响，内心可能会选择逃避，产生同情疲劳而变得有些麻木，产生冷漠、愤怒等心理状况。

（四）过度被关注引起的压力

疫情期间，医护人员被大众媒体赞扬、歌颂，工作状态、过程被社交媒体等曝光，会给医护人员带来很大的心理压力。

（五）过度紧张

疫情期间，医护人员身心得不到休息，出现体力耗竭、工作质量和效率下降、有意识地减少沟通、食欲减退或者出现暴饮暴食的现象。因过度紧张，造成医护人员过度紧张，还可出现过度防护，如反复洗手和消毒等。

二、生活中医护人员可能出现的心理问题

（一）过度担心、害怕

长期超负荷的救治工作，近距离的患者接触，失去常态和平衡的生活，

使一线医护人员心理压力增大。下班后，医护人员离开紧张的工作岗位，可能出现担心自己被感染，担心家人的安全，担心自己的工作是否做好，害怕家人为自己担惊受怕等情绪；有时可出现过度亢奋，无法正常休息；易出现恐惧、焦虑、烦躁、委屈、压抑、过分敏感等不良情绪；有时因一点小事就急躁、发脾气，甚至出现冲动行为等。

（二）悲观、自责、过度悲伤

在抗击疫情期间，医护人员近距离接触患者，易对疫情产生消极认识，甚至出现失望、悲观甚至绝望的情绪。患者、同事甚至家人染病、逝世的不幸消息接踵而来；家人出现危机时，无法帮助和照料的内疚感、无力感，作为医生无法挽救至亲的生命而产生自责心理；失去同事、至亲过度悲伤却无法离岗返回，过度压抑自己的情绪，导致感到悲伤、忧郁，甚至感到绝望，觉得自己帮不了别人，怀疑自己的职业选择，觉得自己本可以做得更好、做得更多，从而产生内疚感，怀疑自己。

三、医护人员心理变化可引起的生理功能改变

医护人员因心理变化引起的生理功能改变主要包括疼痛、消化功能减退、疲劳、睡眠障碍、自主神经功能紊乱等。

1. 疼痛：由于持续高负荷工作，长期保持强迫体位，造成肌肉紧张度增高，全身不同部位肌肉疼痛，尤以颈肩痛、腰痛明显。

2. 消化功能减退：工作紧张、强度增加，会造成医护人员无食欲，食量减少，还可出现恶心、呕吐等现象。

3. 疲劳：因劳累而致疲劳感明显，少数人休息后也不能缓解。

4. 睡眠障碍：由于过度紧张，入睡慢，甚至数小时都难以入眠。还可出现容易做噩梦，易惊醒，醒后迟迟不能入睡。

5. 自主神经功能紊乱：可出现头晕、头痛、口干、出汗、心慌、胸闷、气短、呼吸困难、尿频、尿急、月经紊乱等自主神经功能紊乱症状。

当上述情况持续存在，程度较严重，给医护及相关工作人员造成明显痛苦或显著影响个体的工作生活时，应考虑存在心理问题甚至心理障碍的可能，需要寻求心理方面的专业服务。

四、医护人员的心理调适

医护人员应有一颗平常心，客观地看待外界对自己的评价，对自己有一个不断调节的过程。当有负面情绪的时候，应该自我调节或寻求帮助。

（一）自我调节

1. 注意休息和饮食。医护人员在休息期间要保证足够的饮水、饮食及良好的休息。

2. 及时疏泄情绪。医护人员应允许自己出现负面情绪，做到能够察觉和调整。与同事之间应相互支持、相互倾诉、鼓励，适时地将自己的心境与同事讨论，共情彼此的即时感受。学习自我关爱的知识，可通过记日记、绘画的方式，将近期的事件和自己的感受记录下来，表达自己的情绪。听或看与心理健康相关的音频、视频，有效管理情绪，保持良好的心理状态，提升工作效能。

3. 增强安全感。主动参加疫情防控和个人防护培训，提高认知和预期，缓解心理压力。及时察觉自身的心理变化，及早调整，了解高压力下工作对身心的影响，做好心理认知准备。

4. 改变不良认知。要理性、客观地看待疫情的发展，理解患者的心理反应。接受不完美和失败是医护人员应该保持的客观认知。疫情控制和患者的医疗救治很多时候不是由医护人员的个人能力决定的，还会受到很多其他因素的影响。医护人员应该学会接纳自己的工作能力和表现，做力所能及的事情，避免过度苛责自己。只要尽了自己的最大努力去救治患者，无论成功与失败，都应该坦然面对，保持心态平和。

面对患者出现的烦躁情绪、治疗不配合甚至言语伤害时，医护人员不要将患者的不满看作是对自己的不满。要告诉自己，患者受困于疾病之苦，自己是在尽力帮助患者，所付出的努力有价值。

（二）自我评估

医护人员应对自我进行预先评估，在工作中对自己的专业角色评估，面对患者时，界定自我角色的有限责任，在力所能及的专业范围内付出努力。如果突破界限将无限责任揽于一身，很容易因无法应对复杂的治疗而压力倍增。

(三)放松训练

医护人员可借助网络视频学习身心放松的训练方法,例如深呼吸放松法、冥想放松法、渐进性肌肉放松法等。有兴趣的人员还可自学瑜伽、健身操等,调整身心健康。

(四)寻求专业帮助

医护人员可借助医院心理门诊及正规的心理咨询机构,在心理专家建议下,制订干预计划,组织干预队伍,进行心理评估,确定被干预对象,选择干预方法,评估干预效果。也可寻找专业的心理医生进行诊治,通过网络开展一对一的心理干预和团体心理辅导。这些专业帮助可以使医护人员摆脱医患纠纷阴影,消除心理伤害,促进身心健康,恢复社会功能,继续服务患者。

为保护医护人员的心理健康,消除他们的后顾之忧,医院应安排专人进行后勤保障;应安排隔离区工作人员尽量按时轮转,保证充足的休息;建立高效团队,在工作和情感上支持医护人员;在保证安全的情况下,召集志愿者做事务性工作,缓解医护人员的压力。

第三节 大学生常见的心理问题及防护

大学生作为一类特殊的群体,正处在从青年进入成年的过渡阶段。个体要逐渐地学习独立面对和判断问题的能力,在这个过程中会遇到学业、情感、人际关系、未来事业发展等诸多重要的生活事件和危机,其心理和生理的变化较其他人群更加敏感和易波动。在生物-心理-社会的综合健康模型下,基于青年人不同的人格特点、处理危机事件的方式和心理变化机制以及不断成长和完善的情绪状态、认知特点等,不同的大学生可能会采取不同的应对方式,同时也可能出现各种各样的心理或精神问题。在面临突如其来的新冠肺炎疫情,这类群体的心理健康问题不容忽视。

一、新冠肺炎疫情下大学生可能出现的心理健康问题

(一)疫情发生初期

大学生正处于寒假初期,突如其来的疫情打乱了大家的生活。初期听到疫情传播的消息时,由于对疫情不了解和陌生感,可能会出现恐慌。作为具

有一定知识基础的大学生，可能会利用身边的信息渠道，大量查找新冠肺炎疫情相关的信息和报道，并且时刻关注疫情的发生发展，甚至有可能出现每天翻看微博、百度、知乎等社交网络的情况，以增加自身对疫情的了解度。在这段时间里，由于正处在过年期间，忙碌的过年生活和不断加重的疫情难免会让人们产生各种各样的负面情绪，大学生更容易受到情绪波动的影响。

1.轻度恐慌、焦虑：疫情初期，由于对病毒的各种传播研究尚不清晰，同时大学生具有一定的知识储备，能够熟练使用各种社交网络，故会频繁地上网查阅新冠肺炎疫情的相关信息。但是网络信息复杂，大学生又缺乏一定的辨识能力，很容易由于盲目听信网络不实谣言而产生恐慌、焦虑的心理，影响正常的生活和学习。

2.警惕性增高：由于大学生具有接受新事物能力强的特点，故在新冠肺炎疫情不断扩大的情况下，很容易使他们警惕性增高，更加注意居家卫生防护工作。但如果过分听信和接收网络上对新冠肺炎疫情的夸大传播信息，会很容易由于过度紧张造成轻度应激的负面情绪。

3.担心、害怕：由于疫情传播速度快，特别是临近过年才回家的外地大学生会担心在途中或者外出过程中被传染上新冠肺炎，有一些轻微的咳嗽症状就产生疑病症的现象，担心自己是不是已经传染上了疾病，害怕疾病危及自己和家人的身体健康。

4.生气、情绪敏感：在疫情暴发初期，由于成人对新事物的接受能力较弱，特别是家中有老人的群体，很容易对疫情产生轻视的情绪态度，认为新冠肺炎疫情没有那么严重，不可能危及身边人的健康安全。面对家人松懈的防护态度以及多次劝阻解说，仍不能改变家人的行为认知的情况下，大学生的情绪很容易波动，和家人产生矛盾，生气家人的不理解，使得家庭关系紧张。

（二）疫情暴发期

随着疫情的不断扩大，大学生的情绪也在发生着不同的变化，严重的负面情绪甚至会影响到大学生的身心健康。

1.疑病症、恐慌情绪持续加重：当疫情处于暴发蔓延的时期时，每天疑似病例和确诊病例迅速增长，在这种情况下会加剧大学生恐慌的心理状态，使得情绪变得更加敏感，稍有风吹草动就会怀疑自己或家人是否感染了新冠肺炎。在家庭沟通方面，由于长期居家生活，加上疫情日趋严重的态势，使得大学生在与家人沟通时变得不耐烦，情绪波动大。在遇到一些小分歧和问题上也容易与家人产生争执，造成家庭关系紧张；严重者还会出现情绪失控，严重影响家庭和睦的生活状态。

2. 对延迟开学产生激烈的情绪波动：由于疫情的不断蔓延，教育部及相关部门做出了延迟开学的相关决定和通知。初期听到相关信息的时候，部分大学生会情绪激动，兴奋因假期延长可以有充足的时间享受和娱乐，从而每日生活变得散漫，熬夜通宵、推迟自己的学习计划等。另一部分学生则由于延迟开学会产生担心和紧张的情绪，担心自己的学业受到影响，不能按时完成学习计划。更严重者甚至会产生焦虑、失眠的现象，影响到正常的生活。

3. 长期的居家生活对身体健康的影响：由于疫情的影响，大家长期处于居家隔离的状态，不能够外出。但大学生的自律意识相对薄弱，很容易养成熬夜、过度玩手机、打游戏等混乱的作息习惯；再加上家里空间的局限性，缺乏锻炼成为居家人员的普遍现象。长此以往会对大学生的身体状况造成严重的负面影响。

（三）疫情发展后期

随着时间的推移，疫情逐渐得到了控制，但是延迟开学和居家隔离的生活状态并没有改变，这会造成大学生对学业压力的紧张感、对未来发展的无助和迷茫感、对现有生活的焦虑和孤独感以及长期家中生活的压抑情绪。这些负面情绪如果得不到有效的排解则会产生严重的心理疾病，影响后续的学习和生活。

1. 焦虑和孤独感加剧：由于长时间的居家生活，同时不断延后的开学时间，使大学生的忧患意识加剧，长时间与老师和同学失去密切联系，加上网络学习无法与同学面对面的交流，使得大学生产生严重的焦虑情绪和孤独感。

2. 感到迷茫、不知所措：长时间的居家学习和生活，与外界隔离时间较长，再加上不确定的开学时间，容易让大学生群体产生迷茫的情绪。虽然每天的网络学习功课很紧凑，但是学习效率却不如在学校时高，这让部分大学生对后期的学习计划感到迷茫。同时部分临近毕业的大学生缺乏专业老师的指导，因此对即将步入社会的现实状况也会感到不知所措。

3. 情绪压抑、影响家庭关系：为了阻断新冠肺炎疫情向校园蔓延，教育部要求 2020 年春季学期延期开学。这对大学生而言，不断延长的假期和居家生活，必须减少外出，无法正常到校学习和参与社交活动，可能影响其学业并加剧他们的焦虑和抑郁感。大学生情绪的变化应该是最值得家长关注的点之一。大学生处在情感发展和成长的重要阶段，如果不能合理地排解和表达自身的情绪，会对后期步入社会以及社交产生深远的影响。

4. 出现心理疾病，危害身心健康：由于"宅家"与正常的生活学习方式相比，出现了巨大的反差，必须正确对待，以适应这种变化。因此，关注居家观察期间大学生的心理状态是必要的。及时发现大学生的情绪变化，有效地排解其压抑、迷茫、焦虑、恐惧等负面情绪，是避免抑郁、躁郁、孤僻、自闭等心理疾病的重要方法和手段。

二、新冠肺炎疫情下大学生如何应对和预防心理健康问题

在重大公共卫生事件发生的情况下，除了做好相应的防疫和应对措施，心理卫生干预和筛查工作也至关重要。新冠肺炎疫情不仅是重大的公共卫生事件，也是重大的心理危机事件，心理疾病的预防和治疗为疫情的控制和人群后续健康生活的转变起着重要的作用。对于大学生群体而言，教育部也发出通知，要求重点发挥心理教育学科及人才的优势，面向广大高校师生和人民群众开展疫情相关心理危机干预工作。面对不同的心理问题，无论是自我排解、寻求亲朋好友的帮助，还是专业机构的治疗都是不错的选择。

（一）疫情早期

针对疫情早期可能发生的心理问题和行为风险，对大学生心理防护提出以下意见：作为新时代的大学生，应具有一定的信息辨别和认知能力。对于突如其来的疫情，应保持冷静的态度，积极面对疫情发展和防护工作，保持疫情信息正面宣传的力度。在端正自己心态的同时，还应该正确引导舆论、适时辟谣，消除自己和家人的恐慌心理，积极配合社区防疫工作，合理安排作息时间。

（二）疫情暴发期

随着疫情的蔓延，疫情传播进入暴发期，大量确诊和疑似病例报道。居家的大学生首先应该进一步做好心理危机防护工作，正确客观地看待疫情信息，消除心理的疑病症。其次，由于假期延长和疫情发展的不确定性而产生的焦虑、恐惧、急躁等情绪，可以寻找合适的排泄方式，比如通过与亲朋好友线上交流，收听、收看或者阅读一些心理疏导方面的节目或书籍，进行适度的体育锻炼等；另外，进行适当的瑜伽正念冥想不仅可以训练集中注意力，

还可以有效地排解负面情绪，调节心情，觉察和感知自我的成长。最后，由于延长的假期和舒适的居家环境，使得心理处于过渡期的大学生群体容易产生自我约束松懈、自我调节失控、心情和生活节奏混乱的现象。对此，针对大学生居家学习的特点，应该制订和保持与在校期间相似的学习计划周期和仪式感，这不仅有利于学习进度的推进，对稳定焦虑情绪、提高学习效率都会有显著的效果。

（三）疫情发展后期

随着疫情发展进入控制期，大学生的心理特征也在发生着变化。如何应对此时期可能出现的心理问题，对战胜疫情、完成复学的完美衔接至关重要。首先，应该进行自我心理检测，选择适合大学生的情绪检测量表，对自身的情绪变化和心理问题进行自我检测、识别和评估；同时还应该与老师和同学保持接触频次，及时倾诉和排解心中的困惑和负面情绪。其次，可以寻求多种学习和休闲途径，合理安排生活作息，充分利用假期生活，这样有利于保持积极的心态，并稳定自己的情绪。再次，应学会转变与家人的相处模式，享受与家人的相处时光，提升家庭亲密关系；关注身体健康的同时也要关注心理及情绪的变化，积极的心态可以保证我们的免疫力，帮助我们抵御病毒。最后，如果自己的负面情绪无法自我排解或长期处于焦虑、抑郁、恐惧等情绪下而产生失眠、食欲减退、头晕、记忆力减退等症状时，应及时寻找老师或者专业心理咨询人员进行治疗，避免负面情绪不断积累，对身心健康造成不良的后果。另外，还应该积极调整自己的情绪和心态，做好复学的准备工作。

参考文献

[1] Phan LT, Nguyen TV, Luong QC, et al. Importation and Human-to-Human Transmission of a Novel Coronavirus in Vietnam [J] .N Engl J Med,2020,10:1056.

[2] Chan JF, Yuan S, Kok KH, et al. A familial cluster of pneumonia associated with the 2019 novel coronavirus indicating person-to-person transmission: a study of a family cluster[J]. Lancet, 2020,395（10223）: 514-523.

[3] Rothe C, Schunk M, Sothmann P, et al. Transmission of 2019-nCoV infection from an Asymptomatic Contact in Germany [J] .N Engl J Med. 2020;10.1056.

[4] Huang C, Wang Y, Li X, et al. Clinical features of patients infected with 2019 novel coronavirus in Wuhan, China [J] .Lancet,2020,S0140-6736（20）:30183-30185.

[5] Rota PA, Oberste MS, Monroe SS, et al. Characterization of a novel coronavirus associated with severe acute respiratory syndrome. Science, 2003, 300（5624）:1394-1399.

[6] Zaki AM , Van Boheemen S , Bestebroer TM , et al. Isolation of a Novel Coronavirus from a Man with Pneumonia in Saudi Arabia [J] . N Engl J Med, 2012, 367（19）:1814-1820.

[7] Zhu N, Zhang D, Wang W, et al. A Novel Coronavirus from Patients with Pneumonia in China, 2019 [J] .N Engl J Med,2020,10:1056.

[8] Li Q, Guan X, Wu P, et al. Early Transmission Dynamics in Wuhan, China, of Novel Coronavirus-Infected Pneumonia [J] .N Engl J Med. 2020,10:1056.

[9] Wang C, Horby PW, Hayden FG,et al. A novel coronavirus outbreak of global health concern [J] . Lancet,2020,S0140-6736（20）:30185-30189.

[10] Phan LT, Nguyen TV, Luong QC, et al. Importation and Human-to-Human Transmission of a Novel Coronavirus in Vietnam [J] .N Engl J Med,2020,10:1056.

[11] Wang C, Horby PW, Hayden FG,et al. A novel coronavirus outbreak of global health concern [J] . Lancet,2020,S0140-6736（20）:30185-30189.

[12] Hui DS. Super-spreading events of MERS-CoV infection [J] . Lancet, 2016, 388（10048）:942-943.

[13] Wu JT, Leung Kathy, Leung GM. Nowcasting and forecasting the potential domestic and international spread of the 2019-nCoV outbreak originating in Wuhan, China: a modelling study [J] .Lancet,2020, S0140-6736(20):30260-30269.

[14] Holshue ML, DeBolt C, Lindquist S, et al. First Case of 2019 Novel Coronavirus in the United States [J] .N Engl J Med, 2020, 10: 1056.

[15] WHO.Coronavirus disease （COVID-2019）situation reports. https://www.who.int/

emergencies/diseases/novel-coronavirus-2019/situation-reports/.
［16］Nanshan C, Min Z, Xuan D, et al. Epidemiological and clinical characteristics of 99 cases of 2019 novel coronavirus pneumonia in Wuhan, China: a descriptive study［J］. Lancet, 2020, 395, 10222（8-14）: 391-393.
［17］国家卫生健康委办公厅. 国家卫生健康委办公厅关于印发新型冠状病毒肺炎防控方案（第六版）的通知. http://www.nhc.gov.cn/jkj/s3577/202003/4856d5b0458141fa9f376853224d41d7.shtm.
［18］国家卫生健康委办公厅. 国家卫生健康委办公厅关于印发医疗机构内新型冠状病毒感染预防与控制技术指南（第一版）的通知. http://www.gov.cn/zhengce/zhengceku/2020-01/23/content_5471857.htm.
［19］国家卫生健康委办公厅. 关于印发新型冠状病毒肺炎诊疗方案（试行第七版）的通知. http://www.gov.cn/zhengce/zhengceku/2020-03/04/content_5486705.htm.
［20］新华网. 新型冠状病毒感染的肺炎工业企业防控临时指南. http://www.xinhuanet.com/politics/2020-01/23/c_1125497899.htm.
［21］医院预防与控制传染性非典型肺炎（SARS）医院感染的技术指南［J］. 中国医学理论与实践, 2003（11）: 1449-1456.
［22］国家卫生健康委办公厅. 国家卫生健康委办公厅关于做好新型冠状病毒感染的肺炎疫情期间医疗机构医疗废物管理工作的通知. http://www.nhc.gov.cn/yzygj/s7659/202001/6b7bc23a44624ab2846b127d146be758.shtml.
［23］国家卫生健康委疾控局. 关于印发新型冠状病毒感染不同风险人群防护指南和预防新型冠状病毒感染的肺炎口罩使用指南的通知. 国家卫生健康委疾控局. http://www.gov.cn/zhengce/zhengceku/2020-01/31/content_5473401.htm.
［24］国家卫生健康委办公厅. 国家卫生健康委办公厅关于印发新型冠状病毒感染的肺炎防控中居家隔离医学观察感染防控指引（试行）的通知. http://www.gov.cn/zhengce/zhengceku/2020-02/05/content_5474688.htm.
［25］宣城市卫生健康委员会. 新型冠状病毒感染的肺炎防护知识：如何消毒看这里（通用篇）. http://wjw.xuancheng.gov.cn/News/show/1089935.html.
［26］孙时进. 社会心理学导论［M］. 上海: 复旦大学出版社, 2011.
［27］朱翠英, 高志强. 大学生心理健康教育［M］. 武汉大学出版社. 2007.
［28］Bai YM, Lin CC, Lin CY, et al. Survey of Stress Reactions Among Health Care Workers Involved With the SARS Outbreak［J］. Psychiatric Services, 2004, 55(9): 1055-1057.
［29］Liu X, Kakade M, Fuller CJ, et al. Depression after exposure to stressful events: lessons learned from the severe acute respiratory syndrome epidemic［J］. Comprehensive Psychiatry, 2012, 53(1): 1-23.
［30］Wu P, Fang Y, Guan Z, et al. The psychological impact of the SARS epidemic on hospital employees in China: exposure, risk perception, and altruistic acceptance of risk.［J］. Canadian Journal of Psychiatry Revue Canadienne De Psychiatrie, 2009, 54(5): 302.
［31］Taylor MR, Agho KE, Stevens GJ, et al. Factors influencing psychological distress during a disease epidemic: Data from Australia\"s first outbreak of equine influenza［J］. Bmc Public Health, 2008, 8(1): 347.
［32］Sprang G, Silman M. Posttraumatic Stress Disorder in Parents and Youth After Health-Related Disasters［J］. Disaster Medicine & Public Health Preparedness, 2013,

7(01):105-110.
[33] Mihashi M, Otsubo Y, Yinjuan X, et al. Predictive factors of psychological disorder development during recovery following SARS outbreak. [J]. Health Psychology, 2009, 28(1):91-100.

[34] Yoon MK, Kim SY, Ko HS, et al. System effectiveness of detection, brief intervention and refer to treatment for the people with post-traumatic emotional distress by MERS: a case report of community-based proactive intervention in South Korea [J]. International Journal of Mental Health Systems, 2016, 10(1):51.

[35] Digiovanni C, Conley J, Chiu D, et al. Factors Influencing Compliance with Quarantine in Toronto During the 2003 SARS Outbreak [J]. Biosecurity and Bioterrorism: Biodefense Strategy, Practice, and Science, 2004, 2(4):265-272.

[36] Hawryluck L, Gold WL, Robinson S, et al. SARS Control and Psychological Effects of Quarantine, Toronto, Canada [J]. Emerging infectious diseases, 2004, 10(7):1206-1212.

[37] Maunder R, Hunter J, Vincent L, et al. The Immediate Psychological and Occupational Impact of the 2003 SARS Outbreak in a Teaching Hospital [J]. Canadian Medical Association Journal, 2003, 168(10):1245-1251.

[38] Jeong H, Yim HW, Song YJ, et al. Mental health status of people isolated due to Middle East Respiratory Syndrome [J]. Epidemiology & Health, 2016, 38:e2016048.

[39] Reynolds D, Garay J, Deamond S, et al. Understanding, compliance and psychological impact of the SARS quarantine experience [J]. Epidemiology and Infection, 2008, 136(07): 997-1007.

[40] Marjanovic Z, Greenglass ER, Coffey S. The relevance of psychosocial variables and working conditions in predicting nurses' coping strategies during the SARS crisis: An online questionnaire survey [J]. International Journal of Nursing Studies, 2007, 44(6):991-998.

[41] Cava MA, Fay KE, Beanlands HJ, et al. The Experience of Quarantine for Individuals Affected by SARS in Toronto [J]. Public health nursing (Boston, Mass.), 2005, 22(5):398-406.

[42] Desclaux A, Ndione AG, Badji D, et al. Accepted monitoring or endured quarantine? Ebola contacts' perceptions in Senegal [J]. Social science and medicine, 2017:38-45.

[43] Blendon RJ, Benson JM, Desroches CM, et al. The Public's Response to Severe Acute Respiratory Syndrome in Toronto and the United States [J]. Clinical Infectious Diseases, 2004, 38(7): 925-931.

[44] Braunack-Mayer A, Tooher R, Collins JE, et al. Understanding the school community's response to school closures during the H1N1 2009 influenza pandemic [J]. BMC Public Health, 2013, 13(1):344.

[45] Wilken JA, Pordell P, Goode B, et al. Knowledge, Attitudes, and Practices among Members of Households Actively Monitored or Quarantined to Prevent Transmission of Ebola Virus Disease-Margibi County, Liberia: February-March 2015 [J]. Prehospital and Disaster Medicine, 2017,9(33):1-6.

[46] Umberto P, Rosa C, Tom D, et al. Social Consequences of Ebola Containment Measures in

Liberia [J]. Plos One, 2015, 10(12):e0143036.

[47] Wester M, Giesecke J. Ebola and healthcare worker stigma [J]. Scandinavian Journal of Public Health, 2019,47(2):99-104.

[48] World Health Organization . WHO Director-General's statement on IHR Emergency Committee on Novel Coronavirus (2019-nCoV). [EB/OL].Jan. 31st, 2020.https://www.who.int/zh/dg/speeches/detail/who-director-general-s-statement on-ihr-emergency-committee-on-novel-coronavirus-(2019-ncov).

[49] World Health Organization. Statement on the second meeting of the International Health Regulations (2005) Emergency Committee regarding the outbreak of novel coronavirus (2019-nCoV) [EB/OL]. (Accessed 21st Feb 2020).

[50] Bao YP, Sun YK, Meng SQ, et al. 2019-nCoV epidemic: address mental health care to empower society [J]. Lancet,2020,395(10224):e37-e38.

[51] 孙中青.积极心理学在大学生心理健康教育中的应用研究[J].枣庄学院学报,2019,3:131-135.

[52] 郭静,王秀衫.北京大学生健康素养现状及健康教育需求分析[J].中国学校卫生,2014,35(1):85-87.

[53] 任智梅,李娜然,耿庆妍,等.医学院校学生传染性非典型肺炎流行期间心理状态与气质类型的关系[J].中国临床康复,2005,12:92-93.

[54] 张雪辉,叶田田,姚丽娟,等.新型冠状病毒肺炎（COVID-19）突发疫情期间医学生心理行为调查[J/OL].热带医学杂志:1-10 [2020-03-18]. http://kns.cnki.net/kcms/detail/44.1503.R.20200306.1530.002.html.

[55] 昌敬惠,袁愈新,王冬.新型冠状病毒肺炎疫情下大学生心理健康状况及影响因素分析[J/OL].南方医科大学学报:1-6 [2020-03-18]. http://kns.cnki.net/kcms/detail/44.1627.r.20200303.1404.004.html.

[56] 符国帅,王牧.新型冠状病毒肺炎疫情下高校心理危机干预机制的构建[J].心理月刊,2020,15(04):26+28.

[57] 梅松丽,于佳鑫,何博武,等.高校突发公共卫生事件的心理应对分析[J].医学与社会,2011,24(5):87-89.

[58] 匡征凌,郭凯文,刘蔚珂,等.武汉某高校大学生对新型冠状病毒肺炎防疫知识认知及心理状态的调查[J/OL].热带医学杂志,2020(03):1-7 [2020-03-18].http://kns.cnki.net/kcms/detail/44.1503.R.20200227.0838.002.html.

附

宁夏回族自治区相关心理援助资源

宁夏回族自治区心理援助热线
宁夏精神卫生中心
电话：0951-2160707

宁夏大学生心理健康研究中心
QQ：1812462707
邮箱：1812462707@qq.com

宁夏心理卫生协会大学生心理健康与发展委员会
QQ：2110340796
邮箱：2110340796@qq.com